JN195326

子どもの
こころの
世界

あなたのための児童精神科医の臨床ノート

小倉　清 著

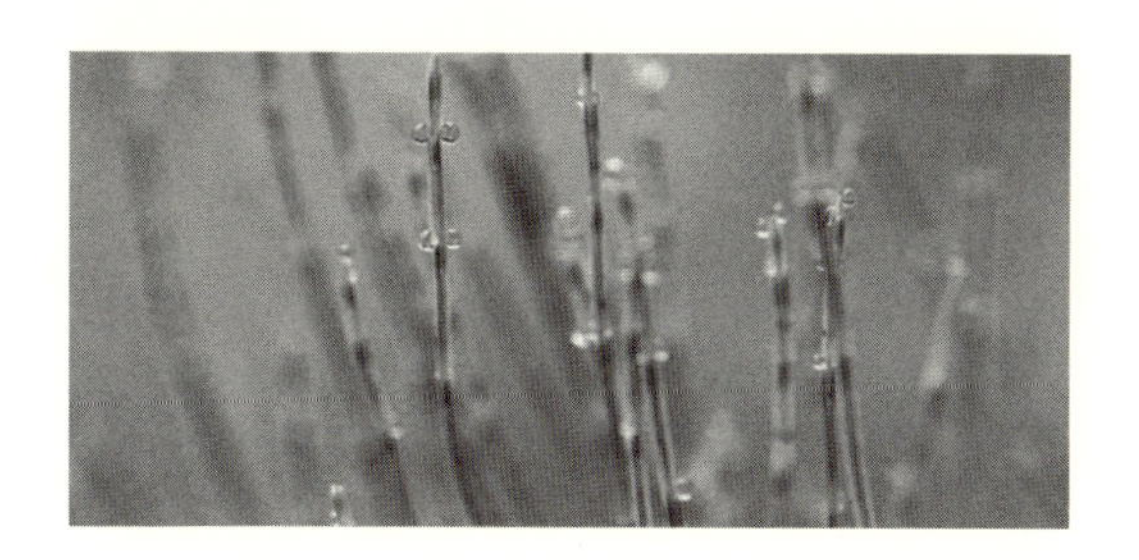

tomi shobo
遠見書房

はじめに

この本は、三十五年も前に「語り」として彩古書房から「こころのせかい」という題で出版されたものでした。昭和でいいますと五十九年という年でした。例の学園紛争もそろそろ終焉にせまっていた頃でしたが、いろいろな局面で、日本という国は紛争の真っ只中だった頃でした。人々はいろいろな意味で混乱していたといえるような時代でした。

私はその頃、子どもの精神科臨床で多忙な日々を送っていたので、書く作業にはとりかかれませんでした。彩古書房の長谷川洋子さんは、精神科関係の本の出版に力を入れておられ、私のこの本を含めて十冊位のモノグラフを出版されたのでしたが、その後、事情があって、その出版社は終了しました。そしてこの本はもう過去のものとなったのでした。

ところが、その後、日本という国は前進した面もありながら、むしろ混乱が深くなった面もあって、その結果のひとつとして精神科、特に子どもをめぐる問題が深刻になってきて、人々がそれらに注目するようになってきたように思えます。

そして、この本はどういうことか、新しい出版社（遠見書房）の山内俊介さんの眼にとまり、あちこちに訂正や追加をほどこして「子どものこころの世界」と題も改めて、一般の方々にも理解可能な述べ方を守ることにしたのです。
この本が、読まれる方々にとってなんらかのお役に立つことが出来ればと願う次第です。

二〇一九年五月（令和元年）

小倉　清

目次

子どものこころの世界

第一章　心の健康とは

私たちは心身ともの健康ということをよく口にします。

それでは心の健康とは何をさすのでしょうか。心の健康に対して身体の健康というのは、比較的わかりやすい概念だと思います。厳密に考えると、ちょっとむずかしい面もあるかと思いますが、概して身体の健康ということについては、比較的だれもそれがわかっています。ところが、心の健康ということになると、何をもって心が健康であるというのか、必ずしもはっきりしません。

心の健康というのは、情緒的に非常に成熟している状態と考えてもよいかと思いますが、では情緒的に成熟しているというのはどういうことか。年齢とともにそういうことが進んでいくという考え方もあるでしょう。しかし、子どもは子どもなりの心の健康ということが考え得るわけでしょうし、あまり心の健康というものをしゃくし定規に、定められたもののように考えるのはむずかしいのではないかと思います。ですから、比較的・相対的に、そしてさらに流動的に考えたほうがよいのではないかと私は基本的に考えています。

人はだれでも、幸せなときとか、満ち足りたときは、おそらく精神的にも健康なのでしょう。しかし、広い意味で満ち足りた状態というのは、私たちの人生の中ではほとんどないことですし、常に必ず何か困難とか苦しい状況が存在するわけですから、瞬間的には心の健康があったとしても、ずっと持続的に心が健康であるという状態は、理想ではあっても、現実にはなかなかむずかしい状態ではないかと思います。

そう言ってしまうと、実もふたもない話になりますから、それでは心の健康というものが、比較的・相対的・流動的にとらえられるものとするならば、そこには何か物差しになるものがあってもよいのではないかと思います。そこで心の健康の度合いをはかる物差しにはどのようなものがあるか、それについて、少しお話してみましょう。

不安のコントロール

物差しですから、固定したものではなく、右に左にいつも揺れ動いている状態だと思いますが、物差しの第一番目として、不安をどれくらいコントロールできているかということがまず第一にあると思います。

私たちの人生は、生まれてから死ぬまでいろいろな不安の連続です。不安のない日、不安のない時などというのはないし、いわゆる基本的な不安があると考えられる学者もおられるようです。人間の存在そのものが、もうすでに不安なんだという考え方もあるくらいですから、私たちは毎日不安とともに生きていると言ってもよいでしょう。ですから、そういう不安をどれくらいうまくコントロールできているかというのが、心の健康の一つの物差しになるのではないかと思います。

この不安をコントロールするために、私たちはどんなことをするのか、あるいはどんなことをしないでいるのか、または、不安をコントロールするためにどんな犠牲を払うのか、毎日の生活の中で不安をコントロールした結果として、どんな生活を送っているのか、そういうことが問題になってくるのではないでしょうか。

不安を完全にコントロールするということは、私たちにはできない相談だと思います。それほど私たちの人生というのは不安に満ちています。しかし、考えてみると、不安を完全にコントロールすることができてしまうと、困る面もあるかもしれません。私たちは何かを不安に思うから工夫をしようとするし、また努力もし、こうあってはいけないと思うわけです。ですから不安が全くコントロールされてしまったら、私たちは何もしないかもしれません。それでは、心が健康だとはいえなくなってしまいますから、ある程度不安は必要というか、どうしても残ってくる問題です。だからこそ物差しという考え方も可能になります。しかし、この物差しは常に流動的であるということです。

そこで、その例として、いま思い出す一つのケースがあります。この人は高等学校を出たばかりの十八歳の女性です。彼女は、強烈な不安に襲われて、いても立ってもいられないのです。彼女の訴えでは、自分の身体に無数の針が刺さっているから、レントゲン写真を撮って針のありかを突きとめてくれというのです。全身に針が刺さっているわけですから、手を握ることもできない。手を開いたままなわけです。物に触れることができないから、食事もできない。その上背中にも針が刺さっているというわけで、横になることができない。ですから、食べることができない、眠ることができない。それからトイレへ行っていすに座ると、お尻のほうの針がさらに深く突き刺さるというので、トイレに行くこともできない。このように、一言でいえば生きていることができないわけです。それくらい強烈な不安なのです。

彼女は、現実に私たちが針を刺したときと同じような痛みを感じているわけですが、それは目には見えないのです。見ても針などはありませんと私はいうのですが、彼女は、それはあまりにも小さな針で目には見えないかもしれないけれど、ちゃんと刺さっているんだという確信をもっているのです。

この人の生活史を聞いてみると、いろいろなことがわかってきますが、非常に気の毒な方なのです。彼女のお母さんはたいへん身体が弱く、結婚しても主婦としてうまく仕事ができなかったらしいのです。そのため、お父さんがそれに腹を立て、ときどきお母さんに対して乱暴するということもあったようです。

そのようなことがあって、お母さんは大変苦しんでいたのですが、この人を妊娠して、これで何とかうまくいくかなという気持だったようです。そして、この人が無事に生まれるのですが、お母さんがなにしろ身体が弱いので、同居していたおばあさん（お父さんのお母さん）が大体この子のお世話をするという形になっていたようです。

ところが、このおばあさんはかなり個性の強い人で、自分の考えに従ったやり方に固執するというのでしょうか、なかなか他人の意見を入れず、病弱のお母さんとおばあさんとが、この子をめぐっていろいろ争う形になっていきました。そして、お母さんは身体が弱いので、医師から、もう次の子どもは生んではいけないと言われていたのですが、二歳年下に弟さんが生まれるのです。ところが、産後にこのお母さんは糖尿病になってしまったのです。もともと身体が弱いうえに糖尿病になったものですから、赤ちゃんたちの世話をすることがますます困難になってゆきます。そのうえ、二歳下に新しい赤ちゃんが生まれたわけですから、この子のお世話はなお不十分なことになってゆきました。

それで、おばあちゃんが、この子が女の子だからというので、大変厳しく育てていったのですが、日ごろよく注意していた事柄の一つに、「お裁縫をするときに縫い針をもし畳の上に落としたりして、それをほうっておくと、それを踏んづけて、それが血管の中に入って、それから脳へ行って、そこに刺さって、人は死ぬんです。だから気をつけなくてはいけません」ということを、幼いころからおばあさんに口やかましく言われていたのです。

お母さんの糖尿病はどんどん進む一方で、とうとうお母さんの目がほとんど見えなくなってしまいました。ところが、この家族は田舎に住んでいたので、糖尿病の治療（つまりインシュリンを打つこと）は、お母さんが自分でやっていたのです。インシュリンを入れた薬のビンがあり、それに注射器の針を刺しこんで液を吸入し、自分の腕に注射するわけです。しかし、お母さんはだんだん目が悪くなっているので、注射器の目盛りがよく見えません。そこで、注射液を注射器の中に入れる仕事は、この子がやることになったわけです。この子がちゃんと決められた量を注射器の中に吸い取って、それをお母さんに手渡し、お母さんがそれを自分で注射するというふうになっていたのです。

そのような生活が続いていましたが、結局、お母さんは、この子が小学校四年生のときにとうとう亡くなってしまいました。そして、半年ちょっとで新しいお母さんが見えるわけです。ところが、この子は、新しいお母さんとしっくりいかず、おばあさんともしっくりいっていません。一方、お父さんは大変仕事が多忙で、家にいる時が少なく、家族の注意は大方、弟のほうに集中します。そういう状況の中で、この人は精いっぱい努力して生きていたのだと思います。

もう一つ悪いことに、この子は先天性の股関節脱臼が両足にありました。股関節脱臼は、ふつう赤ちゃんのときに発見されるものですが、この子の場合は、いろいろな条件が重なっていたのでしょう。親はそれに気づきませんでした。気づいたときには、もうすでに手遅れで、治療ができなくなっていたのです。ですから、歩くのが大変不自由で、すぐに痛みが起こり、長い距離を歩けません。そして、この脱臼のために、本来の背よりも低くなってしまったのです。

やがて高等学校を終わり、同級生たちがみんな就職したり進学したりするというときに、この人は先述したような強烈な不安に襲われることになりました。

このように考えてみると、この人は生まれたときから、あるいは生まれる前からというべきか、非常に不幸な運の悪い状況に見舞われていたわけです。そういう状況とも関連があったのでしょうが、高校を終わっても、もはや不安をコントロールすることができず、心の健康を保つことができなくなってしまったというわけです。

この人の場合は、極端に運の悪い条件がそろっていました。だからこそ、このような強烈な不安に襲われることになったのです。しかし、私たちも多かれ少なかれ何らかの運の悪い状況、望ましくない状況に襲われるということは、日常生活の中で常にあると思います。そこで、そういう不安をどうやってコントロールするのか、どれくらいうまくコントロールできているのかというのが、心の健康をはかる一つの物差しになるのではないかと思います。

怒りのコントロール

二つ目の物差しは、怒りの気持をどれくらいコントロールできるかということです。私たちは毎日の生活の中で、いろいろな種類の腹立たしい状況に遭遇します。腹を立てることを望むわけでは決してありません。しかし、ときには怒って当然、怒らないほうが不思議だという状況があると思います。われわれが一方的に不当な状況に追い込まれ、そして腹立たしく思うという状況は、毎日だれもが経験することでしょう。だからといって、怒ってばかりもいられません。怒ることによって事態は好転するかというと、むしろ反対かもしれないのです。そこで、怒りというものをどれくらいうまくコントロールし、そしてなおかつうまく生活していくかということが、私たちの毎日の課題になってきます。すなわち、これが私たちの心の健康の度合いをはかる一つの物差しになるのではないかと思われます。

ここで、ひとつの例をあげて説明いたしましょう。この人は中学三年生の男の子ですが、両親に対してものすごい乱暴をするというので私のところに連れてこられたのです。その乱暴たるや実に激しく、たとえば熱湯を親にぶっかけようとする。家の中のありとあらゆるガラス類、食器類は全部壊される。畳の上に醤油やら食用油などをばらまく。お父さんやお母さんに対していすを振りあげて殴りかかる。ほとんど四六時中そうなのです。何か特別な理由があってやるわけではなく、ずっとそういう状況が続くというのです。そのためにお父さんもお母さんもひどいけがをするし、仕事には出られません。火のついたストーブをけとばすので火事の心配もあるし、ひとりにしておくわけにもいきません。家の中で両親ともただ逃げ惑っているという状態です。

では、なぜこの子はこんなにまでものすごく怒る状態になってしまったのでしょうか。この人の両親は、お二人とも教師です。共稼ぎなので、この子は幼いころからいろいろな人に預けられて育てられました。ご両親が直接育てたのではなくて、たまたま手のすいた近所の人や、親戚の人がお世話をして育ってきたのです。

両親とも多忙で、夕方家に帰ってきても二人とも不機嫌で、この子は何かお話ししたいと思っても、両親に対する遠慮から、言いたいことを言わずにがまんをしていたようです。そのうえ、お父さん、お母さんがしょっちゅうこの子に当たったり、夫婦げんかが絶え間なくあるなかで、彼は黙って耐え忍んでいました。しかし、たまたま、この子はピアノがうまく弾けたものですから、彼は腹が立つとピアノを一生懸命弾いていたのです。こうして、家の中の雰囲気はほとんど変わらないまま何年間か持続していたようです。

ところが、彼は次のようなことを言い出したのです。人が自分のことを嫌っている、その嫌う理由は自分の身体からへんな匂いが出ている、なぜそんなへんな匂いが出るかというと、それにはもう長い歴史があるのだと。自分は幼いころから言いたいことをすべてがまんして、じっと耐えてきた。そのために、がまんをしていた事柄が腸の内壁にだんだんたまっていったんだというわけです。そして腸の内腔がだんだん狭くなっていった。そして、いまやもう腸の内腔は細い糸ぐらいになってしまった。そのために腸からいろんな匂いが出るのだというわけです。

そして、自分は郵便ポストと同じだとも言うのです。それはどういうことかというと、ただ自分は何も言わないでじっと立っていて、親が口からものを入れる、そして後ろから出す、たったそれだけの存在である。しかし自分はそういう状況にはもう耐えられない。このままでは自分は死んでしまう。それで、いままでじっと耐えていたぶんを、一生懸命こうやって吐き出しているんだ、と説明したのです。

この人の気持を考えれば、どんなに腹が立った日々であったか、どんなに耐えがたい日々であったか、本当にかわいそうに思われますが、しかし形としては、両親に対してものすごい乱暴をする怒り狂った状態のために病院に連れてこられたのです。

怒りというものは、私たちの生活の中に常に存在するものですが、しかしそれをそのまま表に出すということはできません。その怒りを何とかコントロールしなければ、私たちは生きてゆけません。このコントロールこそ、心の健康を保つための大きな問題になってくると思われます。

変化への対応

つぎに、物差しの三番目は、変化に対応していくということです。私たちの人生はいろいろな変化に遭遇します。そもそも変化しないものはありません。すべてのものは変化するわけです。変化しないのは変化そのものだけであると、あるフランスの詩人が言っていますが、すべての事柄は変化していきます。そうすると、そういう変化にわれわれがうまく適応できるかどうかということが、私たちの心の健康の度合いを探る一つの物差しになります。

避けることのできない変化というものは、私たちの生活の中にいくつも見出すことができます。変化が嫌だからといって、何かに固執するということは、ある程度は可能かもしれませんが、いつでもそうするということは不可能です。変化に適応していくといっても、しかし、変化への適応だけに追いまくられて、自分自身がすっかりふりまわされるというのも困りものです。あくまでも自分が主体性をもって、適応のための適応ではなく、自分が一定の目標をもって積極的にかかわっていくという態度が要求されます。そうでなければ健康というわけにはいきません。

つぎの例は八歳の男の子です。この八歳の男の子は、教室でちょっとした事柄をひどくこわがり、机の下にもぐり込み、こわがって泣き叫ぶのです。にもかかわらず授業はどんどん進んでいくのですから、それについていけません。そのうえ彼は八歳にしてはひどく幼くて、同級生とうまくやっていけないということで、私のところに連れてこられたお子さんです。

この子は治療の中で、次のような話をしました。それは鳥についての話です。小鳥が成長して、だんだんと大人になっていく。その途中で、体の羽が生え変わる。その際に、一本の羽が抜けるたびに一滴の血を失うんだと。ところが、鳥の体には羽がたくさん生えているわけです。それが全部生え変わるとなると、結果的には大量の血液を失うことになる。そのために大人になれないままに死んでしまう小鳥もいるんだという話です。

結局この人は、子どもの状態からだんだん成長して、大人に近づいていくという変化に適応できない、そういう変化はこわくてついていかれないと思っていたのでしょう。そう思うには、またそれなりの理由があるのでしょうが、ともかく変化というものによって何かを失うんだ、とこの人は考えていたようです。

もしそのように考えるならば、変化に適応していくということは大変むずかしくなります。変化というものは、毎日どんどん押し寄せるわけですから、そのたびに何かを失うというのでは、生きていくのはむずかしいことになるでしょう。そこで、変化という現象を通じて、何かを失うというのではなく、むしろ何か新しいものを見つけていくのだという観点がもてるかどうかということが必要になってきます。

しかし、これは現実にはなかなかむずかしいことなのです。たとえば、引っ越しをきっかけにして大変ぐあいが悪くなる主婦がいます。あるいは周りから見れば栄転で祝うべきことであるのに、そのご本人は憂うつな状態になったりします。このように、どんな変化もすべて何らかの脅威につながっていくというふうにしか変化を見られないと、生きていくことが非常にむずかしくなってゆきます。そのようなわけで、変化にどれくらいうまく適応できるかどうかということは、心の健康をはかる一つの物差しになるのです。

人に与えるということ

四番目の物差しは、どれくらい人に与えることができるかということです。われわれは人から物をもらえば、うれしいものです。けれども、人に与えることに喜びを見出すということは、そうたやすいことではないかもしれません。あの人に喜んでもらうために自分はこれを与えるんだといってみても、よく考えてみると、それは自分自身の利益がその動機であったりすることがあります。まったく自分を無にして相手に奉仕するということはないにしても、少なくとも何かを相手に与えて喜びを分かち合うということがどれくらいできるかというのも、心の健康の度合いをはかる物差しになるのではないかと思います。

もう一つケースをお話ししましょう。この人が紹介されてきたときは、小学校の六年生で、男の子です。この子は、学校へ行かない、親に乱暴する、手を洗う、物音を気にする、いろんな癖があって、毎日の生活をスムーズに送れない。それから極端にけちである。いくら物をもらっても満足しない。相手に与えるということは、まず絶対といってよいぐらいしない。そういう状態の男の子でした。

この子の場合は、お母さんが大変しつけに厳しい人だったのです。小児科の先生の勧めであったとお母さんは言っていますが、赤ちゃんというものは感染に弱いから清潔にしなくてはいけないと言われて、すべてのことを清潔第一に育てたというのです。食事のことでも、排せつのことでも、とにかく清潔が第一。きれいにしておくというのが絶対条件となったわけです。そのためにお母さんはこの子に非常な体罰を加えることになったのです。

あまりにも激しい体罰なので、お母さんも手が痛くなるので、そのへんにある道具を使って体罰を加えたのです。その当時を振り返って、自分は果たしてあの当時、あの子を本当に愛していたのかどうか自信がないと、お母さん自身が言っているぐらいなのです。

そういう厳しい育て方をしている中で、三歳年下に妹さんが生まれました。ところが、その妹さんは先天性の心臓の病気があるということになり、医師から、あまり長生きしないと言われたのです。そのために両親は妹を極端にかわいがることになったわけです。そういう状況の中で、この人は非常に苦しんだのだろうと思います。しかし、家にはお手伝いさんがいて、この子はそのお手伝いさんに非常になついていました。そのお手伝いさんと大変いい関係ができて、この分ならうまくいくかなというときに、このお手伝いさんは結婚のために急にいなくなってしまいました。その上このようなときに小学校が始まったのです。この二つのことはこの子にとっては大きな事件でした。

その後、この人はものすごくきちょうめんで、きちんとした子にはなったのですが、しかし気持の上でゆとりがありません。相手のことを思いやるとか、相手に何かを与えるとか、ともに何かをやるとかいうことができず、非常にけちな人になってしまったのです。しかし、けちであることについては、ご両親はむしろ歓迎こそすれ、そう悪いことだとは思っていなかったようです。しかし、いろいろな癖が次から次へと出現する。その癖に手間どって学校に行かれない。そしてその上に乱暴するというふうになって、とうとう治療を求めてくることになったのです。

この子にしてみれば、まず最初に親から愛されるということがなかったのです。人はだれでも、まず愛されるということがあって、そして今度は愛することを知るのではないでしょうか。まず与えられるということがあって、そうして相手に与えていくということができるようになるのではないでしょうか。しかし、それは程度の問題です。人に与えることばかりに興味を覚えて、自分をないがしろにするというのでも困りますが、しかし、人に与えるということがある程度できるということは、私たちの心の健康を保つ上では非常に大事なことになるのではないかと思います。

現実をみつめること

私たちはよく、現実は厳しいよ、などといいます。人生の現実は常に過酷です。しかし、かといってそれから逃げることは許されません。現実が過酷であればあるだけ、よけいに私たちはそれに向かって現実的に対応していかざるをえないのです。まだ幼い子どもや病人や老人では、まわりからの援助が期待されるでしょうが、一般にはそうもいきません。かといって、病気の中に逃げこんだり、あるいは早い時期から老けこんだり、ぼけてしまったりすることもできません。自分がもっているものすべてを動員し、またまわりで利用できるものはすべてを利用し、そして可能なかぎりの援助をなんとかうまく生かして、そして厳しい現実に立ち向かっていかねばならないのが、私たちの人生です。心の健康の物差しの一つとして、いかにして現実をみつめてゆくかが問われるゆえんです。

ここでもまた一つの例について考えてみましょう。もう六十歳に近い夫人が、癌で余命いくばくもない御主人に対してひどい乱暴をするということで紹介されてきました。このことだけからすると、ずいぶんとひどいことをする人だという印象ですが、しかしこの人にとっての現実とはどんなものだったのでしょう。

この人はいわゆる良家の一人娘として育ち、わがままいっぱい、したいことはしたい放題で成人したとのことです。結婚して子どもが二人できましたが、大学教授で学者である御主人とはずっとうまくいかず、けんかが絶えない日々であったといいます。両親の不仲を長年ずっとみてきた長女は、一生結婚なんてしないと宣言し、大学を卒業すると早々に家を出てしまいました。一方、長男は大学に入って学生運動に身を投じ、反対派セクトと警察の両方からつけねらわれて危険であるという理由から、どこかに身をかくして連絡がとれないままになりました。せっかくの子どもたちはかくして、親から離れていなくなってしまったのです。御主人は依然として学問に打ちこむばかりで、相手になってくれません。この人はずっと満たされない、面白くない、そして淋しい日々を送っていたということです。そんな中で御主人は癌になり、医師からもう長くはないと宣告されたのです。ところが、この学者御主人は、余命がいくばくもないことを知って、夫人に向かってある告白をしたというのです。

それはもう何十年か前、結婚してまもなくの頃、ヨーロッパへ勉強にいっていて、ある女性と浮気をしたというのです。このことを死ぬ前に告白して許しを得たいというのです。いかにも律気なまじめ学者というところですが、この告白をきいて、この夫人はついに爆発してしまったのでした。子ども二人は離れてしまったし、今もう永の別れになるという夫が、昔自分を裏切っていたのだ、というわけです。この人にとっては、もはや現実はあまりにも厳しくて、みつめるにみつめられず、処理しきれないほどのものになってしまったのでしょう。そしてこの夫に対してひどい乱暴をするに至ったのでした。

いくつかの例を引いて説明してきましたが、心の健康というものは、しゃくし定規に定義されるようなものではなく、比較的・相対的、そして流動的に考えるべきでしょう。ある一定の物差しを頭に置いて、その度合いがどの程度かという見方をするべきものではないかと思います。

「理想」という言葉がありますが、心の健康というのは一種の理想の状態です。理想ですから、実現されることはむずかしいでしょうし、きわめてまれでしょう。けれども、理想というものがあれば、進むべき方向は示されます。心の健康も、完全な意味で存在するということはありませんが、しかし私たちはそれを目指して日々努力をしていくということが大切です。その際に、ここにあげたような物差しを指標として頭の中にえがくようにすると、ずいぶん助けになるのではないでしょうか。

第二章　心の病気

正常と異常

心の病気というのは、心の健康の場合と同様、やはり相対的・比較的、そして流動的に考えるべきです。よく、あの人は変わっているとか、あの人はちょっとおかしいという言い方をしますが、それはお互いさまなのです。私たちはだれでも、ときどきおかしなことを言ったり、したりしていて、しかもそのことに自分では気がつかないということがしばしばあります。第三者の目から見ればはっきりとそれとわかるのに、その当人はちっともそれがおかしいと思わない。それがふつう見られる状況だと思います。

精神科で治療を受けられる方々の中に、明らかにぐあいの悪い問題をもっていながら、自分は病気ではないと言いはる患者さんがいますが、それは、いわゆる健康人といわれる私たちについても同じことなのです。時と場合によっては、状況次第では、私たちもずいぶん奇妙なことを言ったり、したりしているはずなのです。しかし、その当人はその状況の中にすっかり埋没しているので、自分のぐあい悪さに気がつかないということだと思います。あるいはもっと積極的にそういうことには気づきたくないという心理が働いてもいるのでしょう。それは患者の心理と同じことだといえます。

ふつう、病気というのは、マイナスの価値だとみなされます。身体の健康については、とくにそのように考えられるだろうと思いますが、しかし精神的な病気といわれる状態の場合は、必ずしもマイナスとは言い切れないと思われます。

たとえば、芸術家とか、宗教家とか、なかにはある種の政治家とかは、一般の尺度からすればかなりの程度おかしい、奇妙であると見られる場合もあります。しかし芸術家の場合、ある程度そういう状況に陥っているからこそ、すばらしい作品を生むことができるのでしょう。宗教家の中にも、たとえば神様と対話をする、神様からお告げを受けるといったような場合があります。それも奇妙といえば奇妙です。ひょっとして、病気といえなくもないのかもしれません。しかし、芸術として、あるいは宗教として、そういうことはむしろプラスの価値をもっているといえるでしょう。

そのようなわけで、私たちは偶然与えられた状況の中で、最善をつくして生きようとはしていますが、しかし不幸な状況が重なれば、だれしもが程度の差こそあれ、本来ならばそうではないようなことを言ったり、したりするということがしばしば見られると思います。

前述の「心の健康」のところで例にあげた方々は、ご本人たちは、もちろん自分たちが病気であるという見方はしていません。彼らは彼らなりに一生懸命自分の人生を生きてきた人であったと思います。しかし、それが第三者の目から見ると、病気という形になっていたわけです。

この病気と言われる状態は、かなり大昔から知られていたもののようです。たとえば、旧約聖書などにも、そういった状態の人の記載がいくつか見られます。ですから、かなり昔からそういう状況は認識されていたものと思われます。しかし中世紀ぐらいまでは、それがたとえばキツネつきであるとか、悪魔つきというふうに、超自然的な現象としてとらえられていたようです。

その当時は、いわゆる病気になった状態の人たちは、あまり人間扱いされなかったようです。理解できないもの、不思議なもの、気味の悪いものとして、忌み嫌われていたのです。その傾向は今日でもすっかりなくなったわけではありませんが、中世紀まではもっぱらそういうような見方がされていたようです。

中世紀、ヨーロッパで「魔女狩り」というのがはやったことがありました。言動に奇妙な面がみられる、ということで「魔女」といわれて、火炙りにしてしまうのです。そのうちに、その理由もはっきりしないままに次々と有能な美女が火炙りの刑に処されることになりました。マンガの世界に「エイリアン」というのが出てきますが、この「エイリアン」はもとは別の星からやってきた生き物をさしています。このエイリアン（alien）という言葉は中世紀には「狂った人」をさしていました。こわい話ですね。今日ではこれは「外国人」をさしています。羽田空港などの入口手続きをする窓口にはAlienと大きく書いてありますね。

しかし、正常か異常かという考え方で病気を理解しようという態度は、比較的近年まで続いていました。あたかも正常と異常の間には、一線を画することができるというような考え方があったようです。そうなると、正常の人と異常の人というのは全く異質の、相入れない存在で、お互いに理解し合うことはないということが前提になっていたようです。ですから、たとえ理解できたと思ったとしても、それはその当人だけが勝手に理解できたと思っているだけで、本当は何もわかってはいないのだというのです。

しかし、そのように考えていいものかどうか。もし私たちが、病気の人たちを、異常なものとして、異質なものとして、一線を画して眺めるならば、両者の間には越えがたい壁が存在することになってしまいます。異常心理というものと正常心理というものが、あたかも、別世界の存在であるかのような取り扱いを受けてきたという、歴史的な事実があるのです。これは見方によれば、人間の弱さのあらわれの一つでしょう。自分自身の中の「おぞましい」部分は考えたくない、認めたくもない、「病気」と認定された他人の中には存在しても、自分にはそれは無縁のものであると考えるのです。

しかし、この越えがたい壁を何とか取りこわそう、正常、異常というとらえ方をしないで、それを一連の事柄としてとらえようという考え方をひろめた人が、十九世紀の終わりに出てきます。それはオーストリアの精神科医のフロイトです。

正常のなかの異常

昔、物理学において、物の本質を重いか軽いかという概念ではかろうとしました。しかし、ニュートンという人があらわれて、それに引力という概念を加えたのです。そういう新しい概念が加わることによって、私たちは物質を理解しようとする、より適当な方法を見つけることが可能になったのです。ただ単に重いか軽いかということだけではなくて、そこに引力が働くという概念を加えることによって、物理学は飛躍的な発展をとげたのです。

フロイトの仕事も、ニュートンの仕事にそういう意味では似たところがあるように思われます。人の心理を正常か異常かというふうに分けるのではなくて、それが一連の現象として理解し得るものだということを、彼は提案したのです。

彼が提案した新しい概念は、ずいぶん誤解を受けることになりました。たとえば彼がいうところの性欲という概念です。本能的な衝動というわけでしょうか。結局それは、たとえばセックスというような狭い意味のものではなくて、言葉をかえますと、人は楽しいものは一生懸命求めていくけれども、嫌なことからは逃げ出そうとするというぐらいの意味です。きわめてもっともな考えですが、そういう概念を用いることによって、人間の心の動きというものを、正常、異常を問わずに、一連のものとして理解することが可能になっていったのです。

後にフロイトは、性欲に加えて、攻撃欲あるいは破壊欲というものを加えて、二本立てで人間の心理を理解しようとしました。それだけではなくて、いわゆる病気といわれる人たちの心理をも、理解していくことになったのです。フロイトの偉さの一つは、彼は自分自身を厳しくみつめ、分析し、自分の中の「病的な部分」について深い内省と洞察をもつに至ったという点でしょう。その厳しい作業に徹底的にとりくんでいって、その上でいろいろな概念をつくりあげていったのです。

さらに後になって、依存欲求（甘え）というものが加わって、三本柱で人間の心理を理解しようということが、比較的最近になって行われるようになってきました。

人間の行動には必ず原因があり、背景があり、そして目的がある。そしてその背景や原因には、一定の歴史的な流れがある。そして一定の目的をもつように促すような一種の衝動というものがある。そういう考え方で人間の行動一般を理解しようとするわけです。これは、ある人が他人を見て「あの人は病気だ」というふうな見方とは全然異なるものであって、観察する人も観察される側の立場に立って物事を見ようとする考え方です。

異常は行動にあらわれる

もちろん病気といわれるような状態が存在するのは確かです。ですから、そこにあらわれている状態を具体的にしっかりと把握することは大切ですが、そういう現象の意味をしっかり把握するということが、もっと大切なことになってくるはずなのです。現象としては病気ということであったとしても、その病気といわれる人の心の中に入ってみると、世界がどんなふうに映っているのか、そのことを理解しようとすることが大切なのです。

病気といわれる状態は、偶然に生じてくるものではありません。必ず背景や原因があって、そしてまた一定の目的があって生じています。便宜上その状態を病気として固定した考え方でとらえることが必要な場合もあるかもしれませんが、しかし私たちはそこでとどまってはいけないのです。なぜそんな現象が起こっているのか、その現象の意味は何か、何を言わんとしているのか、そういう見方を私たちはすべきだと思います。

それから、一般の医療で見られるのとは違って、精神科での病気というのは、いわゆる心の病気というわけですから、それそのものが具体的な形で目に見えるわけではありません。目に見えているのはその人の行動です。したがって、その行動を通して患者さんの心を見ようとしているのです。行動が奇妙だということはあっても「行動が病気になっている」というような言い方はしません。あくまでもその行動をしている主体、つまりその人自身を問題にするのみです。ですから奇妙な行動をしている人が一応、病気だということになるわけです。心というものは目に見えないものだから、それが病気になるなんてナンセンスだという考え方は、成り立たないと思われます。それは「病気」というものをどう定義づけるかということと関係があるのですが、実はこれがまたなかなか厄介な問題なのです。

一般に、医者が、この人は病気であるという場合には、そこには生物学的に証明されるような変化が存在していることが要求されます。しかし、精神科の場合では、生物学的なものが証明されるという状態は、これまでのところ、ごく例外としてしか存在しません。ほとんどの場合は、病気の基礎となるような生物学的な変化は見られないままです。それは心の病気だからそうだといえばそうかもしれませんが、しかし、あくまでもそれに対応する生物学的な変化があるものと想定して、それを追及すべきだという考え方も一方にはあります。目にみえるものが存在して初めて「病気」という概念は完結するはずだというのです。

このように、目にみえないものをどのように考え、どのように扱おうとするのかは、精神科の病気をどのように考え、扱うのかという問題と直接つながっています。そこには単に医学的・生物学的な問題をこえて、哲学的な思索をも要求する部分があります。そうなると、話は四分五裂してなかなかまとまりません。でもそれが現在の実際の姿だというべきでしょう。しかしここでひとつはっきりしていることは、心の動きというものは、何か媒介物がなければ把握しにくいものとはいいながら、私たちはそれを感ずることは可能です。これまでの自分自身の体験に照らしてみて、「今この患者さんはこんなふうに考え、感じているのだな」と感じとることは可能です。患者さんと、そういった感じ方、気持を分かち合うということが、非常に大切だと思います。それが単に患者さんを助ける上で必要だということだけではなくて、私たちが私たち自身を理解する上に、そういう考え方が非常に役に立つと思うのです。

第三章　症状の成り立ち

ストレスフルな現代社会

精神科の領域では、いろいろな症状が見られます。その症状にはいろいろな専門名がついていますが、現象としては、私たちだれもが知っている状態です。あるいは感じとして、だれもが納得がいくような状態です。だからこそ、いわゆる素人でも、「あの人はおかしい」とか、「あの人は病気じゃないか」というようなことが言えるわけです。それ以上詳しいことになれば、専門家の助けをかりなければならないかもしれませんが、ある程度のところまでは、だれでもが共有し得るような認識がそこには存在しているはずです。それでは、そういったいろいろな症状は、なぜ生じてくるのかということについて考えてみましょう。

私たちは毎日の生活の中で、いろいろなストレスに見舞われながら生活しています。このストレスを便宜上ここで、外的なものと内的なものの二つに分けて考えてみます。この二つはもちろん、はっきりと二つに分けられるものではありませんが、考えを進める上で便宜上、仮にここでそうしてみるわけです。

まず外的なストレスというのは、第三者の目にも明らかな種類のストレスです。たとえば受験勉強とか、仕事がうまくいかないこととか、不景気であるとか、税金を納めなければいけないこととか、最近はあまりありませんが飢えの状態とか、極端な疲労とか、急に親しい人を亡くすとか、あるいは身体の病気をするとか、さまざまです。そういう日常生活の中で私たちが常に遭遇するような具体的な事柄が、外的なストレスとなって私たちを襲ってくるのです。

それに対して内的なストレスというのは、目に見えない形のストレスです。たとえば寂しいとか、悲しいとか、腹が立つとか、むなしいとか、あるいはねたみの気持とか、嫉妬の気持などです。もちろん、外的なストレスが内的なストレスを二次的に呼び起こす場合もあります。それから、内的なストレスの結果、外的なストレスが連続して起こってくるということもあります。

たとえば、非常に寂しい気持に襲われているときには、仕事がうまくいかなくなってしまうかもしれません。ねたみの気持が強いときには、受験勉強などなかなか進まないという場合もあるかもしれません。

そのようなわけで、私たちは毎日の生活の中でいろいろな種類のストレスと闘いながら生きているのです。いろいろなストレスは、簡単にいえば、私たちに強い不安をわき起こさせます。そうすると私たちはそのストレスを、あるいは不安を、何とか処理しなければ生きていかれません。心のバランスをとるために、私たちはありとあらゆるものを動員していきます。

防衛機制

「防衛機制」という言葉があります。これは、心の平衡を保つために用いる心理的な作用のことを指します。私たちは、心のバランスを失わせるようなストレスに見舞われたときに、この防衛機制というものをいろいろに使って、何とかバランスを保とうとします。

さて、この防衛機制には、いろいろな種類があります。たとえば「否定」というのがあります。これは、明らかに存在している事柄を、そうでないかのようにみなそうとする心理的な働きです。その人にとっては最初から存在しないと思われる、そういったたぐいの心理的な作用です。存在そのものが否定されてしまうのです。その「存在」というのは、その人自身の存在ではなくて、ある事柄の存在です。それは「忘れる」というのとは少し違います。むしろ、ある事柄について全くの盲目になるとでもいったような状態です。ある事柄が存在するということそのものが、根底から認められないわけです。そういうやり方でストレスを打ち消そうとします。

この否定と少し似ていますが、「否認」というのがあります。否認の場合は、ぐあいの悪い状態の存在をある程度認めているのです。その上で、それが存在しないかのようにみなそうと一生懸命になる心理作用です。ある事柄が存在してぐあい悪いなという実感をすでにもっているわけです。しかしその実感が存続することはぐあいが悪いので、それを拒否してしまおうというやり方です。

「否認」に近いもので「抑圧」というのもあります。この場合は、ぐあいの悪い状態は十分に認識しているのですが、それを無理矢理にでも抑えこんでしまって、認めないようにしようとするのです。これは当人にとっては大変に窮屈な状態ですが、それでもあえて認めようとはしないのですから大変です。

それから「投射」というのがあります。これは、本来は自分自身の考えや感情であるにもかかわらず、それがあたかも他人の感情であり、考えであるかのようにみなそうとする心理的な働きです。

たとえば幻聴があります。「何々をやれ」と声が命令するんだと、患者さんは訴えます。しかし、本当のところは、それは、その患者さん自身がやりたいと思っている事柄なのです。だけど自分がそんなことを望むということを認めることはできない。だから、だれかはっきりしない他人がそういうことを考えて、それを自分に吹き込むんだというふうに、置きかえていくわけです。これはまた、自分自身の中にわきおこってくる邪悪な考えというか、よろしくない考えや感じを、自分自身のものとは認めない、だれか他人のものだとする心理で、それは私たちが日常的にやっている事柄です。ゴシップ週刊誌がよく売れるのには、この心理が背景に働いていることが少なくないのではないでしょうか。

投射とは全く正反対のものが「同一化」です。これは、元来は他人の考えや感情であるにもかかわらず、それが自分自身のものであると思い込もうとする心理的な動きを指しています。〝朱に交われば赤くなる〟ということに少し似ているかもしれません。本来は他人に属するものであったもので、やがて自分自身のものになってしまうという面もあるわけです。

人の成長の段階で、この同一化ということがきわめて大切な役割をすることもあります。自分のまわりの存在をみて、自分はあの人のようになりたい、とか、あの人にあこがれる、ということはよくあります。そしてそこで、その対象を自分の心の中にしまいこんでいって、やがて自分自身もその人のようになっていくのです。赤ちゃんは「投射」と「同一化」をくり返して、少しずつ自分自身というものの意識がつくられていくのだと考えられます。

それから「反動形成」というものがあります。これは、もともとある事柄や状況を強く望んでいて、しかし実際にはそれとはまるで正反対の状態にみずからがなっていく。そういう心理的な働きを指しています。たとえば、非常にきちょうめんな、きれい好きな人がいます。手を洗ったり、髪の毛を洗ったりするのに一生懸命。しかし足がアカだらけであったり、下着を変えてなかったりするという、ちぐはぐなことがそこに見られるわけです。つまり、本来はやりっ放し、投げやりで、汚くしている状態が好きなのに、しかしそういう状況をみずから認めることはぐあいが悪いので、それで全く正反対の方向に向かって進んでいく。そして一生懸命手を洗うとか、きちょうめんになるという形になるわけです。一見したところ、非常に正義感にもえ、道徳的な生き方をする人の中には、それが自分にピッタリした生き方だからそうしているのではなくて、むしろ本当はその逆の気持が大変つよく、そのことがこわいので、必死になって道徳的にふるまおうとし、また他人にもそうすすめるという人もいることでしょう。いささか窮屈な生き方です。

「置きかえ」と称される防衛機制もあります。これはある事柄が問題になっているとして、それをそれとして認めると非常な不安におそわれるために、本来の問題とは直接無関係な事柄や気持をとりあげて、それに置きかえてしまうのです。そしてその新しい事柄にうつつを抜かすことによって、本来の問題、あるいはそれにもとづく不安をなんとか処理しようとするのです。「やつ当たり」がこれに少し似ているといえるかもしれません。

「合理化」というのもあります。これは、自分がある困った状況の中に置かれていて、それから逃れるために、あるいはそのことを自らに説明するために、いかにももっともらしい理屈をつけて、その状況から解放されようとします。この場合は、こじつけとか、いささかの無理が見られるのがふつうです。本来は自分の意に反することだけれども、現状ではこのままでいくしかない、と判断されるような時に、まあやむなく自分の気持を整理し、自分自身納得するような類の理屈をひねり出すというやり方で、その場をやりすごそうとするのです。生活の知恵ともいえるでしょうか。

さらに「昇華」という防衛機制もあります。これは、みずから受け入れがたい衝動を、社会的には受け入れられるような形に置きかえていくやり方です。そのよい例は、たとえばプロレスとか、ボクシングなどです。人を殴ったり痛めつけたりすることは、社会的に許されませんが、プロレスやボクシングの世界では、それがむしろ歓迎される事柄であるわけです。あるいは芸術家がいろいろな衝動を芸術作品につくりあげる。これも昇華の一つです。

身体化という防衛機制もあります。本当はこころの中にある問題が生じていて、それをそれとして認識するのを拒否して身体的な様々な症状を表面に出している状態というわけです。それはもう全身にわたる症状なので、いくつもの科を受診して様々な検査を受けても、それらの症状の説明がつかないことはよくあります。

それは頭痛、めまい、よくきこえない、胸が苦しい、胃が痛む、吐気がとまらない、下痢や便秘が続く、食欲不振、動悸、などなど、いろいろな科を何年間もたずねまわっている方もいらっしゃいます。今は心療内科という科があって、そこから精神科へ紹介されて来られる方々がふえています。

そのほか、防衛機制と呼ばれるものには数多くありますが、結局のところ、こういった防衛機制というものは、いろいろなストレスに対して心のバランスを保つために動員されてくる心理的な働きであるといえます。

症状の発生

こういった防衛機制を、いろいろな組み合わせで、いろいろな程度で、巧みに操作しながら、私たちは毎日のストレスの多い日々を何とかやりくりしているのです。しかし、襲ってくるストレスがあまりにも強過ぎる、あるいはストレスが不意に襲ってくる、あるいはそう強くないストレスでも長い間持続するというような状況の中では、いろいろな防衛機制をどんなに使ってみても、何としても心のバランスが保ち得ない、そういうときに症状があらわれてくることになります。それは一種の力関係です。周りから押してくる力と、それを押し返そうとする力との力関係のもとで、症状が成り立ってくるのです。

防衛機制を使おうとしている人の側にしてみれば、常にベストコンディションであるわけではありません。いろいろな状況のもとで生活しているのですから、襲ってくるストレスとの力関係で、思わず知らず不覚をとるということはあり得るわけです。しかし、幸運に恵まれた人は、相当なストレスがきても、いろいろな条件に助けられて、その防衛機制がうまく功を奏する場合もあるでしょう。そういうときには症状を出さなくてもすむということになります。たかだか多少の癖が見られる程度ですむのかもしれません。

では、その症状のあり方、あるいは症状の内容と防衛機制との間には、関係があるのでしょうか。防衛機制というものは、心のバランスを取り戻すために、あるいは保つために用いられるものでありながら、時としてそれがうんと肥大して、せっかくの防衛機制そのものが症状となってしまう場合もあります。たとえば幻聴がそれです。あるいは「私はマリア様です」なんていうのもそれです。あるいは極端にきれい好きになって、手を洗ってばかりいるというのもそれです。芸術家の場合、確かに結果としては価値の高い芸術作品を生むかもしれませんが、その過程においては、芸術家は多くの場合、非常な苦しみを経験するようです。

以上のように、私たちは毎日いろいろなストレスと戦いながら生きていて、心のバランスを何とか保持しようとしているのですが、そのときそのときの条件次第では、その努力もうまくいかなくなり、そういう時に症状が出てくるのです。そして、その症状の内容は、その人個人の歴史的な背景、そのときそのときの条件、ストレスの強弱、ストレスの襲い方などによって違ってきます。したがって、どんな防衛機制を、どのように使うのか、使った結果、どの程度の効果が得られたのか、などによって症状は左右されてくるのです。この意味からしても症状のあり方というものは非常に流動的であり、また個人差のあることが知られます。

第四章　症状の意味

症状も形としては行動です。人間の行動には必ずある目的や意味があるということを、先ほど述べました。そうすると、精神科で見られる症状にもそれなりの意味や目的があることになります。それでは、それらは一体どのようなものでしょうか。

普通、精神科で見られる症状というのは、周りの人に対して何らかの意味で刺激的な、あるいは挑戦的なあらわれ方をするものです。

その意味の一つは、本人が周りの人に向かって、自分の心のバランスはいまやすっかり崩れてしまいました、ということを伝えようとすることです。「これまでいろいろな努力を重ねて、心のバランスをとろうと一生懸命努力をしてきました、しかしいまや、何をどうしても、もはや心のバランスを保つことは不可能になりました、自分としてはもうこれで精いっぱいです、いまそういう状況に自分は陥って大変苦しんでいるんです」ということを周りの人びとに告げようとしているわけです。一種の警告を発しているのです。

しかし、これは心の戦いですから、多くの場合、周りの人、ときには親しい家族にさえ、その内容がわからないままに時が過ぎていることがあります。それは逆にいって、よほど近い人に対してでも、自分の心の内容を話せない、あるいは話せないできてしまったという苦しさを伝えていることにもなります。あるいはまた、家族のように近い関係の人に対してだから何もいえない、という場合もあるでしょう。そこにはいろいろな思惑が働いていて、いいたくてもいえないとか、傷つけるからいえないとか、いったところでどうせ分かってもらえるはずがないとか、ということかもしれません。そうであっても、あるいはそうだからこそ、患者本人は直接の説明ではなくて、いろいろな症状を通して自分の窮状を周囲に伝えようとするのでしょう。

症状がどんなに刺激的で挑戦的に見えたとしても、本人としてはそういったメッセージを周りに伝えようとしているのです。ですから、周りはそういった理解をもってやりたいものですが、しかし現実にはなかなかそれがむずかしく、周りはえてして、そういう本人に対して腹を立てたり、無視しようとしたりしてしまいがちです。

二番目の意味は、いま言ったことからして、本人は周囲に「助けてください」という信号を送っていることになります。自分としては精いっぱいやって、もう刀折れ矢尽きて、これ以上は戦えません、自分の手には負えない状態になりました、ですから助けてくださいと周りに告げていることになるのです。しかし、なかなか周囲としてはそのような信号とは思えないことが多いのです。それというのも、患者さん自身は破壊的になったり攻撃的になったりするのですから、それで助けてくれというのは虫がよすぎるではないかという気持にさせられます。人情としてはそうでしょうが、しかしそこに患者さんの苦しみが隠されているのです。たとえば、ひどく攻撃的な言動を示す人がいます。それに対して、そんなひどいことをするのではもう知りません、とばかりに無視したり、十分な注意を向けないでいると、その攻撃はますますエスカレートしてゆきます。力ででもそれを押さえつけるようにすれば、つまり真剣になって対応する態度を周りの人びとが示せば、それだけでも患者さんは安心しておとなしくなるというようなことがみられるのです。

三番目には、症状にはすでに失われた心のバランスが、これ以上悪化しないようにしようという働きがあります。症状を出しながら、それでいて、心のバランスがそれ以上崩れないようにしようとしているというのは、理解しにくいことかもしれませんが、しかし患者さんとしては、自分はここまで症状を出した、もうこれ以上先には進まないように、このへんで最後の砦にしたいという気持をこめて、一定の症状を出していることになるのです。これを理解するには、次のような例を考えてみると分かりやすいかもしれません。

よく町のお店などで「原価を割って出血サービス」などというチラシを見かけます。仕入れた値段よりも品物を安く売るというのはおかしな話で、普通はそのようなことは考えられないわけです。しかし非常事態には、お店は原価を割っても品物を売るということをあえてするようです。そうすることによって、店の経営がそれ以上悪くなるのを避けようとしているのでしょう。いま現在は、原価を割って物を売ることによって損をすることは明らかではあるけれど、しかし長期的にみれば、そのことによってお店を続けることが可能になるという見通しをもっているのでしょう。精神科の患者さんの場合もこれと同じで、症状を出すということは、そのこと自体はぐあいの悪いことではあるけれども、しかしそうすることによって、全体としてそれ以上状況が悪くはならないようにしようとしているのです。捕えられたトカゲがしっぽを切って逃げるという例にも比較されるでしょうか。それだけ追いつめられて苦しい事態であるのは確かでしょう。

その次に、症状には、さらにもっと進んで、失われた心のバランスを何とかもう少しもとに戻そうという働きさえあります。いうなれば、落ちるところまでは落ちた、これからあとははいあがるぞというような、そんな意味合いが含まれるのです。再びお店に例をとりますと、お店が倒産する、そうすると、倒産宣言をして、裁判所に手続きをすると、会社更生法という法律があって、そのお店は何とか救われるということがありますが、精神科の患者さんの場合も、症状を出すことによって一種の破産宣言をしていることになります。自分はもうこれですっかりダメになりました、皆さんよろしくお願いします、もう自分のことをあまりあてにしないで下さい、といっているのです。ある程度はダメージを受けた状態から、今度は修復に向かって進んでいく足がかりにするという意味合いが含まれているということになります。ぐあいの悪い状態が存在することを、内外に向かってはっきりと宣言し、お互いにそれをしっかりと認め合った上で、さてこれから立ち直っていくための具体的な方策について考えをめぐらしていきましょう、御協力をおねがいします、そんな状況に比較されるのです。

このように症状にはいろいろの意味がふくまれています。そしてそれだけではなく、それらは患者さんの心からすれば一定の働きをさえしているのです。流動的な機能をもっていて、それぞれの状況に応じて、さまざまの程度と性質をもった症状を出していることになるのです。逆にいえば、患者さんが示す症状から、患者さんが今、周りからどの程度の助けを必要としているのかを知る手がかりにさえなるといえるでしょう。

そのように考えてみると、症状というものは必ずしも不都合なことばかりでもないのです。時期によっては、患者さんが示す症状をむしろ大事にして、患者さんが一種のゆとりをもてるような状況をつくってやるということが大切な場合もあります。そんな場合には、せっかくの症状をむりやりはぎとってしまうと、とたんにひどい状態に移行してしまうこともあるのです。それから患者さんが示す症状の程度に応じた対応策をこちらが用意してあげることも大切です。こちら側のあせりのために患者さんの回復のペースを乱してしまうことにもなりかねないのです。これは治療そのものに限った話ではなく、家族の方と患者さんとの接触のあり方についても同じことがいえるのです。

第五章　心の成長

身体の成長が年齢的な段階を追ってなされていくように、心の成長も年齢的な段階を追って、歴史的に発達していくものと基本的に考えられます。その場合、赤ちゃんから老人まで、どの年齢をとってみても、その年齢にかなり特徴的な心の成長の課題というものがあると考えられます。生まれたばかりの赤ちゃんにはそれなりの、幼稚園の子どもにはまたそれなりの、というぐあいに、各年齢を追っての心の成長のための課題というものが連続して存在しているわけです。ですから私たちの心の成長というのは、そういった課題をどのように乗り越えていくのか、どのようにうまく処理していくのか、処理できないのか、ということになっていきます。

ただし、年齢的に特徴的な課題が見られるといっても、その年齢を過ぎればその課題はもうご用済みかというと、そうはいきません。むしろ年齢が進めば進むほど、こなすべき課題はどんどんふえていくのです。未解決な問題が多ければ多いほど、積み重ねの部分はふえていきます。ですから、年齢だけは大きくなっても、依然として子どものような状態が見られるといったようなことが、しばしば観察されるわけです。そこで、心の成長の課題というものを年齢を追って考えてみたいと思います。

〇(ゼロ)歳児

妊娠と胎教

まず、生まれてから一歳ぐらいまでの年齢で見られる心の成長について考えてみましょう。日本には昔から「胎教」という言葉があって、生まれてくる以前の状況もまた非常に大切だということは知られています。実際、これから親になろうとする男女が、どんな状況のもとで結婚して、どんな状況のもとで生活を始めて、どんな状況のもとで赤ちゃんを生むことになるのか、そして赤ちゃんが生まれてくるという状況に対して、どれくらいの、そしてどんな準備がなされるのかという事柄は、生まれてくるべき赤ちゃんに大きな影響を与えることになります。たとえば妊娠したくもないのに妊娠してしまったとか、お母さんになりたいという実感もないままに、気がついたら母親になっていたというような場合さえあります。結婚した以上、赤ちゃんを生むことはわかっていても、まだもう少し二人きりの生活を楽しみたかったというような場合もあり得ます。

それから母親になるべき人が妊娠中に、夫意外の家族、たとえばしゅうとめさんとか、その他の人びととどんな関係をもっているのか、本当に安心した幸せな気持で毎日の生活を送っているのかどうか……、このようなことは、お母さんの胎内にいる赤ちゃんに、生理学的にもいろいろな影響を与えるということがわかってきています。また胎児は、むかし想像されていた以上に、その感覚器官が発達していて、いろいろな刺激を感じているということが、最近わかってきています。たとえば、聴覚はかなり早い時期から発達しているらしく、胎児はお母さんの心臓の音とか、お母さんの体内の血流の音とか、それから外界から伝わってくる音、音楽や会話などを十分に聴きとって、しかもその大部分を記憶しているらしいのです。生まれて間もなくの赤ちゃんがむずかって泣いているときに、あらかじめテープに録音されていたお母さんの心臓の音や血流の音を聞かせると、その赤ちゃんがすやすやと眠り始めるというような事実が認められています。

このように、赤ちゃんは生まれてくるまでに、すでに一定の経験をしているということが知られています。そしてそのことがいろいろな影響を、その後の赤ちゃんに与えるということは、十分考えられることです。

さて、出産の時期がきます。普通、赤ちゃんを出産したときに、ただちにお母さんと対面するということは少ないようですが、しかし最近はいろいろな方法が工夫されていて、生まれた直後にお母さんと対面し、お互いに匂いをかぎ合う、あるいは生まれた直後にお母さんの乳首を赤ちゃんの口に当てる。そういうふうにすることが、赤ちゃんの成長にとって非常に望ましいという臨床報告があります。生まれた直後の赤ちゃんがお母さんと対面して、双方がにっこりと笑うということが認められています。

授乳体験

赤ちゃんが生まれて、普通お母さんとの最初のやりとりは、授乳ということになります。ごく一般的に行われるこの授乳は、ただ単に赤ちゃんの身体的な成長にとって大切なだけではなくて、心理的な意味からも非常に重要な意味をもっています。赤ちゃんの側からみて、本当に満足のいく授乳体験をするかどうかというのは、なかなか容易なことではありません。たとえば解剖学的な面でみても、お母さんの乳房の張りぐあいであるとか、あるいは乳首の出っ張りぐあい、乳首の大きさ、そして赤ちゃんの口の大きさ、あるいは赤ちゃんの吸う力などが、つねに問題になります。こういった解剖学的な要素が必ずしも親子の間でぴったりいくわけではありません。乳首が大き過ぎたり、へっこんでいたり、あるいは赤ちゃんの口が小さかったり、吸う力が弱かったりして、なかなか授乳がうまくいかないということもありえます。

これらの解剖学的な要素がうまくいったとしても、今度はお母さんの側の心理的な要因として、赤ちゃんのことを本当にかわいいと思い、赤ちゃんを心から歓迎するという気持になっているかどうかということがあります。あるいは、赤ちゃんのことをかわいいと思って、いろいろ手をつくそうと思っていたとしても、今度は、たとえばあまり機嫌のよくないしゅうとめさんがそばにいるかもしれませんし、お腹をすかして夕食を待っているお父さんがいるかもしれません。

つまりお母さんは、ただ単にお母さんであるだけではなくて、主婦でもあり、嫁でもあり、あるいは時としては労働者でもあるわけです。ですから、たとえ解剖学的な要素が十分備わっていても、たとえお母さんが赤ちゃんのことをかわいいと思っても、それでもなおかつ授乳が必ずしもうまくいかないという場合もありうるわけです。

普通授乳するときには、お母さんは赤ちゃんを抱っこします。そこで、もしお母さんが、赤ちゃんに対して十分な愛情を注ぐことがむずかしいような状況の中では、ひょっとしてお母さんは、非常に緊張した状態で赤ちゃんを抱っこしているのかもしれません。そうするとそういうお母さんの緊張は、皮膚の接触を通して赤ちゃんに伝わることになります。そんな中では、赤ちゃんは本当に安心して授乳体験を楽しむことが、むずかしくなるかもしれません。

口を通して入ってくるのは、この場合はおっぱいです。そしてそのおっぱいは吸収されて、赤ちゃんの体の一部になっていくわけです。

さて、この場合、もし授乳体験というものが赤ちゃんにとっていろいろな意味で満足のいくものであり、楽しいものであり、確かなものであると信じられる場合には、いいお母さんから、いいおっぱいが出てきて、それが自分の身体の中に入って、いい自分をつくるということになります。そうなればこの赤ちゃんは、お母さんのことも、自分自身のことも信じることができるようになります。授乳体験は、楽しくて、待ち遠しくて、大変身になる性質のものとなるでしょう。

しかし、そうではなくて、何らかの理由から、授乳体験というものが母子双方にとってあまりよい体験ではないということになった場合には、赤ちゃんの側からみると、悪いお母さんから、悪いおっぱいが出てきて、そしてそれが自分の身体の中に入って、ついには悪い自分をつくることになりかねません。

実際、私たちは日常的に、「よい自分」とか「悪い自分」という言葉をよく使います。「きょうは自分のよい面がよく出た」とか、あるいは逆に、「きょうは自分の悪い面ばかりが出てしまった」というような表現を、私たちはよくします。そのような、よい、悪いという言い方は大変おおざっぱですが、しかし、生まれてすぐの赤ちゃんが、お母さんとの間で体験する授乳体験がどんなふうであったかということと、必ずしも無関係ではないと思われます。

ある患者さんが、盛んに嘔吐をくり返していました。その患者さんは、嘔吐することにまるで中毒のような状態になってしまっていて、何か物を食べると吐かないではいられなくなってしまっていたのです。そして、その患者さん自身の言葉で、こういうことを言いました。食べ物を食べてそのままにしておくと、自分は悪い人間になってしまう。だから思い切り吐くのだ。そうすると悪い自分が出てしまって、後にいい自分だけが残り、まるで赤ちゃんのような気持になってぐっすり眠れるんだ、と。

この患者さんはもうすでに大学生でしたが、自分の心の動きをそういう言葉で表現していたのです。そしてこの患者さんの赤ちゃんのときの授乳体験というのは、いろいろな事情から実にみじめなものだったのです。

基本的信頼感

赤ちゃんの年齢で、信じるとか信じないというようなことが問題になりうるかという疑問があるかもしれません。それは確かに、大人がいう意味での信じる、信じないというのとはレベルが違うかもしれません。しかし、そもそも信じる、信じないというのは、理屈を越えた、言葉を越えた事柄であると考えられます。かくかくしかじかだから信じられるというのではなくて、それ以上には分けられない、最も基本的な心の働きであると思います。

ですから赤ちゃんの場合も、信じるといっても、もちろんお母さんを一個の独立した人間として、はっきりした対象として信じるというのではないかもしれませんが、しかし少なくともおっぱいを信じる、乳房を信じる、お母さんの肌のぬくもりを信じる、それからお母さんのいたわりの心を信じる、そういうことが可能であると思います。そしてまた、それを裏づけるほどの感覚器官の発達は十分あります。言葉ができてから、あるいは理性が発達してからの「信じる」というのは、理屈をともなった「信じる」であって、本来的な意味での「信じる」とは違うのかもしれません。このように、赤ちゃんはお母さんとのよい授乳体験を通して、お母さんあるいは自分自身を信じることができていくのではないでしょうか。

そして、信じるということは、人間にとって最も基本的であり、そして最も大切な事柄の一つではないでしょうか。そういうことが、生まれて最初に体験する事柄を通して成就されるというのは、不思議といえば不思議ですし、また人間の尊さということについて考えざるをえません。

生まれてから三カ月ぐらいまでの間に、信じるか信じないかという大きなテーマが課題になっているのです。世の中には何事に対しても疑い深い人がいますが、ひょっとするとそういう人たちは、あまりよい授乳体験をしたことがなかったのかもしれません。基本的にいって「信じる心」が育たなかったということになるのでしょう。

生まれたばかりの赤ちゃんは、目があまり見えないと信じられてきました。確かにあまりよく見えないのは事実ですが、しかしある距離の物体は、しっかりととらえることができるらしいのです。そしてその距離は、大体二十五センチから三十センチぐらいとされています。つまり、お母さんが授乳のために赤ちゃんを抱っこする、そのときの両者の目の距離が、それに当たるというわけです。授乳をしている赤ちゃんは、一生懸命にお母さんの目を見つめています。そのときにお母さんが、赤ちゃんのその目をじっと見つめてあげる、お互いに見つめ合う、そういう体験を一日に十回ないし十二回くり返すことになります。そしてそれを毎日くり返すわけですから、もしお母さんと赤ちゃんが、お互いにお互いの目を見つめ合うということを、本当に心をこめて続けるならば、それだけでも、赤ちゃんとお母さんさんとの間には、何らかの意味ある関係が発展していくと想像してもおかしくありません。そんなわけで基本的な信頼感はそれこそ人の基本をなすものと考えられます。

三カ月微笑

普通、お母さんは、赤ちゃんの顔を見て大変うれしく思います。そして思わずほほえむことになります。そのほほえむお母さんの顔を見て、赤ちゃんもほほえむことを覚えていきます。最初の段階では、ほほえみはむしろ学習されたものと思われます。しかし、やがてはそれがもっと意味をもった、二人の間のコミュニケーションとして成長していくことが考えられます。そしてそれにつれて、赤ちゃんの心もだんだんと成長していくわけです。そして赤ちゃんが三カ月ぐらいになったときには、もう自発的なほほえみというものが十分に可能になります。

三カ月ぐらいで、お母さんと、それからお母さんでない人との区別が可能になるといわれています。ということは、三カ月ぐらいでお母さんと赤ちゃんとの間には、もはや確固とした関係ができる可能性があるということがいえます。しかし、そういった関係が本当にうまくできあがっているかどうかは、一つには授乳体験がどんなふうであるかによるわけです。

三カ月ぐらいになりますと、赤ちゃんの首は座って、いろいろ身体的な発達は目に見えて早くなってきます。早い赤ちゃんでは、そろそろもう歯が生えてきます。歯が生えるときには、おそらく赤ちゃんは歯ぐきにある一定の感覚を覚えるようです。そういうときに、もしたまたまお母さんの乳首が口の中に入っていると、赤ちゃんは思わず知らずそれをかんでしまったりします。かまれたほうのお母さんは、痛みで飛びあがることでしょう。

さて、そこで赤ちゃんがどんな反応を示すか。もしそれまでの赤ちゃんとお母さんとの関係が非常によいものであるとするならば、そしてお母さんがそこで痛みを感じたとするならば、赤ちゃんは、お母さんの乳首をかんでしまったことについて、申しわけなかったというか、悪いことをしてしまったという感覚をもつかもしれません。しかし、もしそれまでのお母さんとの関係が非常に悪いものであるとするならば、お母さんが「痛い」と言ったときに、赤ちゃんは「しめた」と思うかもしれません。三カ月の年齢で、申しわけないとか、しめた、やっつけてやったというような感情を体験し得るものかどうか。そんな赤ちゃんの気持は実証し得ないではないかという考え方の人もいると思いますが、しかし、そういう感情を体験することが可能であるという立場で赤ちゃんを観察していて、納得いく事柄がいくつかあることもまた事実です。

たとえば、すぐかみつく癖のある子どもさんがいます。何にでもかみつく。そういう子どもさんの歴史をたどってみると、ごく幼少のころにお母さんの乳首をかんでしょうがなかったということが発見されます。赤ちゃんとしては、満足のいかない授乳体験の仕返しを願って、虎視眈々としていたという状況があったのかもしれません。

三カ月あるいはそれを少し越えたころでは、神経や筋肉の発達ぐあいとの関連もあって、模倣するということが可能になってきます。つまり、赤ちゃんは熱心にお母さんを観察していて、お母さんのしぐさや言葉の端々などを、一生懸命模倣しようとします。お母さんがそのつもりでなくても、赤ちゃんはお母さんのどこかの部分を自分の中に取り入れて（同一化）いくことになります。

お母さんと赤ちゃんは、生物学的な親子であれば、遺伝子を通していろいろなものが受け継がれていくわけですが、それ以外にも、模倣するということによって、お母さんの何かが受け継がれていくという部分もまたあり得るわけです。最近はゼロ歳児保育というものがかなり行われるようになってきましたが、ごく幼い時期に自分のお母さんと離れて、何人かの方たちのお世話になるという状況の中で、いまここで述べたような事柄がどんなことになっていくのか、いささか心配される部分もないわけではありません。

人見知り

もう少し年齢が進んで、五カ月ないし六カ月ぐらいになってくると、人見知りという現象が見られます。よく「うちの子は本当に人見知りをしません」と言って、自慢気に話すお母さんがいますが、しかし人見知りというものは、大変大事な役割を果たしているものと考えられます。

人見知りをしないという状態を考えてみると、それは赤ちゃんが、いま自分と一緒にいる人がお母さんであっても、お母さん以外の人であっても、どっちでも変わりはないということを指しています。つまり、お母さんというものが、非常に特別な意味をもった人物ではないのだということになります。この年齢で、お母さんというものが自分にとって大した意味をもった存在ではないということになると、これはなかなか大変なことだと思います。この年齢で、お母さんが大した存在でないとなれば、その後はもう、どんな人との関係も、大した意味をもっていないということになりかねないと思われるからです。

実際、後年、精神科の治療を受けることになった人たちの生活史を聞いてみると、大部分の人が赤ちゃんのときに人見知りをしなかったという事実があります。人生の早期にお母さんを本当に信頼できる対象として認識するかどうかというのが、人見知りをするかしないかという問題なのです。

イナイイナイバア

人によってこの現象がみられる月齢には多少の開きがあるようですが、大体はこの頃にみられる大切な現象として世界中でみられるものです。この「イナイイナイ」の部分は赤ちゃんにとっては、多少こわい体験でしょう。大切なお母さんの顔が少しの間ですがみえなくなります。しかし次の「バアー」があることは承知しているので、そのこわさには耐えられるのですね。そして「バアー」という時はもう爆発的に大よろこびの笑顔を示すことができるわけです。大体どんな楽しみにも多少のこわさがあるものですね（バンジージャンプとかオートバイとか、恋愛とか）。でも余り度々繰り返されるのはそれこそこわさがつのってしまって楽しめなくなるでしょうし、お母さん以外の人との間では楽しめないのでしょう。

初歩

身体がさらに成長して、ハイハイを始めて、つかまり立ちをして、やがて歩き始めるようになります。この一連の過程を喜ばない親はいません。初めて歩いたときなどは、親は喜んで写真に撮ったり、いろいろ記録に残そうとしたりするくらいですから、親は大変喜ぶはずです。そしてこの年齢では、喜んでいる親を見て、子どものほうもまた喜ぶということにもなっていますから、子どもからすれば、お母さんに喜んでもらうために一生懸命歩くという面もあります。もちろん、自分が歩けるようになったことによって、世界が非常にひろがって、それが楽しいということもあります。それはちょうど、私たちが運転免許証を初めてもらったときのような、そういううれしさに比較できるでしょう。急に世界がひろがって、自分の意志でいろいろなことが可能になってくるのです。

ところがここで、赤ちゃんにとっては理解しがたいことが起こってくることになります。それは、あんなに早く歩くようにと言っていた親が、自分が歩き始めると、とたんに後ろからすっとんできて押さえつけるという事態が生じるのです。もちろん親からすれば、赤ちゃんが危険を理解しないでどんどん歩いていくのをとめようとして赤ちゃんを押さえるわけでしょうが、しかしそのことは赤ちゃんにはよくわからない。あんなによいことだと言われてきたことが急にだめだと言われて赤ちゃんは大変な矛盾に遭遇することになります。私たちは、人生の中で常にいろいろな矛盾にぶつかって苦しみます。赤ちゃんは一歳前後ぐらいで、すでにその矛盾を体験しなければならないのです。

そういった矛盾を体験することが、どんな状況のもとでどんなふうに起こり、そしてその結果がどんなふうに処理されるのか、このことは大きな意味をもつことになります。赤ちゃんの目からみて、この矛盾が徹頭徹尾矛盾そのもので終わってしまうのか、矛盾は矛盾であるけれども、そこにある説明が加えられる、そして不承不承ではありながら、それを納得するのかどうか、状況によっては、そこに大きな隔たりが生ずることになりかねません。

断乳

月齢は様々でしょうが、この頃前後ぐらいの時にオッパイをやめることが起るでしょう。それはもっぱらお母さんの都合次第でしょうか。オッパイはもちろん生命の維持にとってなくてはならないものです。しかし赤ちゃんが授乳する時は、そのこと以外にも大切なことがあります。それは「甘え」を体験するということでしょう。それを通してお母さんとの関係を楽しむということになります。赤ちゃんは普通、他人のおっぱいをのむことはしません。それは、お母さんの肌の具合、お母さんの嗅い、オッパイの味、オッパイそのものをしっかりと知っているからです。

お母さん自身の都合で、ミルクを他人が与えるという状態は赤ちゃんにとっては耐えがたいものになるでしょう。しかし空腹にも耐えられません。やむをえず半分あきらめの境地でのむしかない状況になる。そういう体験の傷あとは生涯に残ることでしょう。つまり絶対に必要とされるものが、絶対に保障されるとは限らないという体験です。そんな状況に人は誰でもその生涯の中で何度も出会うことになるはずです。赤ちゃんにおいてもそれが断乳という体験を通しておこるのです。そんな体験を赤ちゃんに与えるお母さんにとっても大変な体験になるにちがいありません。

昔、私は母がかなり高齢だったせいなのか、母乳が出ず、近所の若いお母さんに「もらい乳」をしたのです。昔はそれが恥しいことで「ヒミツ」になっていたのです。でも私はその方に対してなんとも表現しがたい気持ちをもっていて、ずっと不思議に思っていました。そしてこの方は私が中学二年の時に肺結核で亡くなられ、私はもう悲しくて悲しくていられなかったのです。その時に、昔の「ヒミツ」を知らされ、初めて納得がいったのでした。でも私は今でもこの方をよく思い出します。

このようにみてくると、生まれてから一歳ぐらいまでの間に、赤ちゃんはずいぶんいろいろなことを体験することになります。そしてその体験の内容というのは、ほとんどそのまま、私たち大人の心にも当てはまるような部分があります。あるいは少なくとも、大人の目からみて十分理解ができる心の動きでもあります。

一歳児

排泄訓練

一歳をちょっと過ぎると、普通は排せつ訓練が始まります。日本ではどういうわけか、排せつ訓練が早く終わるほどいい子だというような迷信のようなものがあって、お母さん方の間でそれを自慢にしたりして、むやみやたらと早くやろうとする傾向があるような話を聞きます。しかし、たとえば中国などでは、排せつ訓練は全然しないのだそうです。よちよち歩きの幼児のズボンはお尻の所だけ丸出しになっていて、冬などは寒いのではないかと案じられますが、顔だって丸出しのままだからいいのだというそうです。その他にも排せつ訓練をしない民族があると聞いていますが、そういう民族でもちゃんと排せつはうまく進んでいくのですから、とくに改めて訓練をしなくてもいいようなものなのでしょう。でも日本ではそういう習慣があります。ほかの多くの国でもそういう習慣があるでしょう。

排せつには、それに必要な筋肉とか、骨格とか、神経の発達が要求されます。この三つの発達があれば、放っておいてもうまくいくようになるはずです。しかし、気の早いお母さんですと、たとえば六カ月とか十カ月ぐらいで、もう訓練を始める人もいるようです。そして、お母さんが赤ちゃんをパンパンひっぱたきながら排せつ訓練をします。ひっぱたけば筋肉や神経の発達は多少早まるかもしれませんが、早いからといって別に何の得もないでしょう。いま世の中は何でもスピード時代ですから、どんどん早くしようという傾向があるのでしょう。でも、早い時期からひっぱたかれる赤ちゃんにとっては、ひどく迷惑な話だと思います。

ある年齢で排せつ訓練を始める。そしてそれが順調に進んでいくためには、これまでも述べたように、お母さんとの関係が、どれくらいよいか、悪いかということによって、差が出てくるものと思われます。お母さんとのそれまでの関係がよければよいほど、排せつ訓練は簡単にいく、悪ければ悪いほどむずかしいということになると思います。それはなぜかということを説明したいと思います。この場合の排せつとは、ウンチを出すということです。

それまでの赤ちゃんの体験の中では、赤ちゃんが他人の力をかりないで、自分だけの力で何かを生産するということはほとんどありませんでした。ほとんどないということは、例外もあるということです。それは赤ちゃんが自分の意思で笑顔をみせて、お母さんに喜んでもらおうということですが、それ以外ではあまりありません。ところが排せつの場合は、それがなければ、お母さんは非常に心配します。そしてそれがあれば、お母さんは「ああ、あったあった」と、大変喜びます。そういうのを見ていると、赤ちゃんは、排せつ物というのは大変大切なものであるらしい、しかもそれは、お母さんを非常に喜ばせるものであるらしい、そうなると自分は、お母さんを喜ばすことができるようなものを生産する力を持っているのだということになります。生産しなければお母さんは心配する。生産すればお母さんは安心する。つまり、お母さんが心配するも安心するも、自分の出方しだいだということになってくるわけです。

もしお母さんとの関係が大変よいものであるならば、お母さんが喜ぶものを差しあげてお母さんに喜んでいただいて、そしてその喜ぶお母さんを見て自分も喜びましょうということになるし、それまでのお母さんとの関係が大変よくないということであるならば、なるべくお母さんを心配させて困らせて、お母さんが喜ぶようなことを一切してやらないでおこうということになる。それが、排せつ訓練がもつ心理的な意味です。

この状況は、ただ単に排せつ物という具体的なものを中心とした話だけではなくなります。もっと抽象的な意味で、赤ちゃんがお母さんとの関係の中で、自分自身というものをお母さんにささげるというか、お母さんに示す、お母さんに喜んでもらう、あるいは自分自身というものを出さないで、お母さんを心配させる、困らせる、そういう意味合いになってくるのです。

社会性の始まり

これはやがては、赤ちゃんとお母さんとの関係だけにとどまらず、対人関係一般の中でも見られるパターンになっていくのです。つまりそれは、**社会性の始まり**ということになります。人が社会性をもつかどうかという問題につながっていくのです。いろいろな人との関係の中で自分というものを出して、そして心を開く。本来ならばあまり人に示さないような部分でもみんなの前に出して、そしてみんなと、喜びでも、悲しみでも、何でもともに分かち合うということができるようになるのかどうか。そうではなくて、すっかり自分の殻の中に閉じこもってしまって、人の前に出ていかない、あるいは、もっと抽象的な意味で自分というものを出さないでおくことにするのかどうか、そのようなことに直接つながっている問題だと考えられます。

もしお母さんとのそれまでの関係が非常に悪ければ、お母さんが赤ちゃんに排せつしてもらいたいと思うときには排せつしてやらないで、排せつされては困るなというようなときをねらって排せつするということも起こってくるわけです。

しかしまた、逆の場合もあり得ます。たとえば、「この子は排せつ訓練を始めて一カ月ですっかりきれいになりました」という場合があります。それも、よく話を聞いてみると、決してその赤ちゃんとお母さんの関係はよかったのではない。お母さんが猛烈な勢いで体罰を加えるなり、ものすごい形相をしておどかしながらやるというようなことで、赤ちゃんは負けてしまう。〝負けるが勝ち〟ということでしょうか。この場はちょっと妥協して後へ引きましょう、この場はこれでいいけれども、しかしお母さん、将来に気をつけなさいよという場合もあるわけです。

臨床的なケースの中で、お母さんが「この子の排せつ訓練は本当にスムーズにいって、何も問題ありませんでした」という一方で、現在、子どもがお母さんに乱暴をしているとか、大変困った状況を子どもがつくっているというような事態がみられることになります。

社会性を身につけることになるのかどうかとか、自分の殻に閉じこもってしまうことになるのかどうかという違いは、どこから出てくるのかということを考えてみると、一つには、排せつ訓練のあり方がどうであったかということとも関係が深いと思われます。

肛門の働きは、排せつするために開いたり閉じたりするものです。排せつ物を出すためには、肛門を開くことになりますし、それからあとまた、適当なところで閉じる。開いたり閉じたり、つまり排せつ物を出したり出さなかったり、そういう機能を状況に応じて臨機応変にうまくできるかどうかが問題になります。開きっ放しでも困るし、閉じっ放しでも困るというわけです。これは身体的な、あるいは生理学的な問題です。ところが、これと同じようなことが心理学的にもいえます。社会性については、ちょうど、肛門の働きがそうであるように、心を開くのか閉じるのかということが問題になるのです。心を開いて、自分自身というものを出す。心を閉じて、自分を出さない。これは社会性をもつか、もたないかという問題です。排せつ訓練をどのような形で体験し、それをどのように処理するのかは生理学的な問題であると同時に、心理学的な問題でもあるのです。社会性を身につけられるかどうかの一つの基本はこのように考えられるのです。

清潔さを保つこと

つぎに、排せつに関連して問題になってくるのは、清潔さということです。老廃物を排せつするという生理学的な面はもちろんありますが、それ以外にも清潔に保つという面もあります。そのことにお母さんがどれくらいこだわるかという問題があります。排せつは排せつでよいとしても、ともかくそのあとを清潔にしてもらわないと困るというので、後始末のときに大変に気を使うお母さんがいます。子どものほうでそのことを少し怠ると、大変な体罰がきたり、困った状況が起こるということが重なれば、子どもとしては、とにかく何がなんでもまず清潔にしていなくてはならないということになってきます。そうなるとむしろ最初から出さないほうがよいということになってしまうのかもしれません。ですから、非常にきれい好き、非常にきちょうめんということと、それから、けちということとが並んで性格の中にあるということになりがちなのは、理由のないことではありません。けちというのは出し渋る状態です。出さないわけです。出さないでおけば清潔でいられると判断されている状態なのです。

極度のきちょうめんさ、きれい好きさを子どもに要求すると、その子どもはそういう点ではそうなるかもしれませんが、本当の意味では心を開かない人になってしまう可能性があります。きれいである、きちんとしているということが最優先になって、自分自身を出すことをしないということになりかねません。ひきこもりが日本人には広くみられるということが最近問題になっていますね。

言葉の発達

つぎに、**言葉の発達**があります。言葉の発達も、ちょっと排せつ訓練に似たところがあります。言葉の発達は、主に模倣を介して成長していきます。相手の言っていることをまねるという形で発達していきますが、それは覚える方であって、一方しゃべるということについては、自分自身を出すという側面ももつことになります。自分の考えを発表する、自分自身というものをおのずとそこに出すことになる。そのことをどう思うかという問題があるわけです。

言葉はどんどん取り入れて覚えるのは早いが、なかなかしゃべることをしないという赤ちゃんもいます。あまりしゃべらないから言葉を覚えていないかというと、そうではなくて、必要があればいくらでもしゃべれるし、また人がしゃべっているのを十分理解します。ですから、言葉というものはわかっているけれども、自分を出そうとしないという場合もあり得ます。それも結局は、自分自身を出して安全なんだろうか、自分自身を出して信頼されるのだろうか、自分自身を出して何かまずいことが起こったりはしないのだろうか、ということが不安なのでしょう。そういう類の配慮が働かねばならないような母子関係が、それまでにずっとあったのかもしれないのです。

本当にお母さんを信頼することができて、もしまずいことが起こったとしても、お母さんが必ずや助けてくれるという確信があれば、思い切ってどんどん言葉を出すことになるでしょう。「どもる」という状態があります。この状態についての説明は今もって十分にはなされていませんが、ひとつには、この自分自身を出すか出さないかという心理的な迷いとの関連で考えられる側面もあるといわれます。自分をさらけ出すのか出さないのか、と迷うのがつまり、どもる状態だというわけです。どっちともきめかねて途中でひっこめたり、最後の最後まで発言の決心がつかないまま言葉の頭だけがくり返されたりするというのです。

二、三歳児

きょうだいの誕生

さて、もう少し成長していくと、今度は弟や妹が生まれることになってきます。年子という場合もあるでしょうし、ちょっと間をおくという場合もあります。いろいろなケースがありますが、いずれにしても弟や妹が生まれるという事態が起こってきます。

弟や妹が生まれて、全然やきもちをやかないという子どもさんがいます。そういうときにお母さんは、「この子は本当にやきもちもやかなくて、いい子だ」という言い方をするのかもしれませんが、しかしそれは考えてみるとおかしなことなのです。赤ちゃんにとって、お母さんというのは絶対的な存在なのであって、お母さんの愛情が少し薄れるとか、よそに向けられるというような事態は耐えがたいはずです。弟や妹が生まれてやきもちをやかないというのは、お母さんの愛情を最初から信じていない、お母さんの愛情があっちを向こうがこっちを向こうが、別に自分には関係ございませんというわけで、それだけお母さんとの関係があまりよくないままできたということを示しているのかもしれません。

あるいは、お母さんの方の観察が非常に雑なのかもしれません。本当はやきもちをやいている。だけどその気持を一生懸命抑えて、何とかお母さんの愛情をつなぎとめるために愛想笑いをしている。そういう、この年齢にしてみれば精いっぱいの、必死の努力をしている状態なのかもしれません。お母さんはそういう子どものけなげな気持をくんでやれるのかどうか、そういうけなげな子どもの心を感じとるだけの感受性をもっているかどうかという問題になります。

新しく弟や妹が生まれて、病院から家に帰ってくる。そこで一緒に生活が始まるという状況は、次のようなエピソードと比較して考えることができるでしょう。

これは、大人の場合ですが、勤めからだんなさんが夕方帰ってくる。奥さんが玄関に迎えに出て、ふと見ると、だんなさんがきれいな若い女性を伴っている。そしてだんなさんが言うことには、「ちょっと急な話だけれども、きょうからこの人がこの家に一緒に住まうことになりました。私はこの女性を愛しているから、あなたもこの女性を愛しなさい」という状況に比べることができます。そんな状況で奥さんが、「ああ、さようでございますか。よくいらっしゃいました。どうぞどうぞ」といって、愛想よくもてなすというようなことは考えられないでしょう。

生まれたばかりの弟や妹の存在とは、そのような状況に比べられます。しかし、そんな不自然な話はありません。ですからお母さんとしては、上の子どもの心の痛み、苦しみ、さびしさ、怒りというものをよくとらえてあげる必要があります。

三歳ぐらいになった子どもは、そういう人生の悲哀をもはや避けがたいものとして体験しているわけです。子どもの側からみれば、その不条理な状況というものは、だれも救うことはできません。自分で処理するしかないのです。そのようなむずかしい状況を迎えているのです。

このように考えてみると、赤ちゃんは生まれてから三歳ぐらいまでの間に、実に数多くのことを体験します。日本の昔のことわざで〝三つ子の魂百まで〟と言いますが、確かにそのとおりで、赤ちゃんが生まれてから三歳ぐらいまでの間に体験する事柄というのは、私たちが人生で体験するあらゆる事柄の原型をすべて含んでいると思われます。その後の人生を通して体験する、いろいろな困難、むずかしい状況のひな型が、もう生まれてから三歳までの間にすべて出そろっているといってもよいでしょう。

もちろん、大人の苦労がそのまま子どもの世界に存在するというのではありませんが、ひな型というか、基本テーマというか、似たような状況というものは存在しているというべきでしょう。

われわれ大人から見れば、いまずっと述べてきた事柄は、なあに、大したテーマではないではないかと思えるかもしれませんが、当事者である赤ちゃんにしてみれば、大変な問題の連続です。こんなに大変な問題をすべてうまく処理し切れるほどに幸運な赤ちゃんなど、存在しうるものではありません。つまりは、お母さんがどんなに努力しても、周りの人たちがどんなに努力してみても、赤ちゃんというものは、その成長の過程の中で必ずや傷つくものです。その傷つく部分、その程度、そしてその範囲はそれぞれの赤ちゃんで違うので、だからこそ私たちはみなそれぞれ、一人一人違った性格をもった人間に現在なっているわけです。

ともかく、いろいろな傷を受けるということは、生きていく上では避けられない現実だと考えられます。そのぶん赤ちゃんは、親、ことにお母さんからの助けが必要になります。しかしお母さんは、ただ単に母親であるだけではないのですから、どんなに努力してみても、お母さんの力にあまる部分が出てきてしまう。おおきくなりおばあちゃんからの心の支えがあればかなり助かることでしょうけれど、どこまで期待できるのでしょう。したがって、どうしてもある程度赤ちゃんは心に傷を残したまま成長していかねばなりません。

子どもの時代をすぎても、授乳体験に似たような事柄の問題をかかえている人がいます。たとえばアルコール中毒といわれる状態の根元はそういうことかもしれません。あるいは、食べて食べてしょうがないという状況も、本質的には授乳体験に関連があるのでしょう。摂食障害とよばれる非常に特殊な状況がありますが、その人たちの生活史を聞いてみると、多くの場合、授乳体験が非常にうまくいかなかったということが観察されます。

授乳をめぐる心の成長の課題というのは、赤ちゃんのときのそれではありますが、しかし生涯を通してずっと尾を引く問題ではないかと思われます。何でも基本的な事柄というのは、常にずっと最後まで問題になりますから、それは別に心の成長に限った話ではありません。芸事でも、スポーツでも、すべてが基本だということはよく言われる事柄です。

昔の体験と現在

つぎにもう一つ大切なことがあります。生まれてから三歳ぐらいまでの間のことは、普通私たちは記憶していません。それから親にしても、大体どのような赤ちゃんだったということは記憶にあったとしても、克明にすべてのことを覚えているわけではありません。むしろ忘れている部分の方がずっと多いのが普通でしょう。そうすると、本人自身も覚えていない、周りもあまり覚えていない、そんなに昔の事柄が、現在大人になっているわれわれにとって、そんな大きな意味をもつということが考えられるでしょうか。記憶にさえもなかったような事柄が、いまに尾を引くなどということがあり得るのでしょうか。

この問題は、家の建築にたとえて考えてみるとよくわかるのではないでしょうか。

家の建築の現場を見られた方はご存じでしょうが、家を建てるときには、まず基礎工事をします。その時には、まず信じられないぐらいの深さに地面を掘ります。あんなにまで深く掘らなくてもいいのになと思うほど深く掘って、そこにコンクリートを流して、鉄筋か何かを入れて、ものすごい工事をするのをみます。何であんなにまですごいことをしなくてはいけないのかと思うほどに、基礎工事に力を入れます。

そして、いずれ家ができたときには、その基礎工事は、もう地面の中に埋まっているわけですから、だれの目にも触れません。その家に住んでいる人は、そのような工事をしたということは知らないわけですし、そんな基礎工事の上に自分たちがいま住んでいるのだということを、意識することはまるでないでしょう。

しかしそういう基礎工事がなかったら、その家は家として成り立ちません。ちょっとした地震でもぺっちゃんこになってしまうかもしれないし、ちょっと風が吹けばペタンと倒れてしまうかもしれない。そこまでいかないとしても、手抜きされた分をあとになって、くり返しくり返し手入れし直さねばならなくなるでしょう。しっかりした基礎工事があればあるほど、その家はしっかりした家になるのです。基礎工事さえしっかりしておけば、あとでいろいろな変化に遭遇しても、それに対応してゆくことは比較的たやすくなるでしょう。たとえば、家を新築して、その後何年かたってから、家を改築するなり増築することになった場合、もとの家の設計図を見なければその工事が出来ない、という話を大工さんからうかがったことがあります。

精神科の治療では家族歴や生活歴を細かくうかがうことが必須になります。というより、そのこと自体が治療そのものになるといえる位のことでしょう。

保育園から幼稚園児へ

三歳から六歳に至るまでの間、つまり大体幼稚園の年齢に当たるところですが、その年齢ぐらいの子どもたちにはどんな成長の課題があるのか考えてみましょう。

最近は働くお母さんがふえたので、ゼロ歳児保育とか、一歳児保育とかがだんだん普及してきて、ごく早い時期にお母さんから離れた生活をするということが、一般的になってきています。幼稚園に行くのでお母さんから離れるということもあります。今は半々くらいでしょうか。

幼稚園へゆく

そこで、幼稚園へ行くということにはどんな意味が含まれているのでしょうか。ひとつ考えられるのは、幼稚園生活というのは一つの社会生活だということです。もちろん、排せつとか言葉を覚えるということも、ある意味では社会性のはじまりですが、幼稚園へ行くということになれば、お母さん以外の人との人間関係が深まっていきます。そういった意味での社会性が求められるわけです。後になって、私たちが社会生活の中でどんなふうに人と交わっていくのか、あるいは交わらないのか、どんなパターンをそこで私たちがもつようになるのかは、一つには幼稚園生活がどんなものとして体験されるかによるところが、かなり大きいのではないかと思われます。

まず初めに、家を離れて幼稚園へ行くということを考えてみましょう。それまでお母さんの愛情に支えられて生活してきています。多くの場合はお母さんと一緒の生活をしてきています。お母さんは実際に自分の視野の中に存在し、そしてお母さんからの愛情を肌で感じることができる。そのような状況できたものが、さて幼稚園へ行くということになれば、その間は、当然お母さんの姿は見えないことになります。自分の視野の中にお母さんは存在しない。お母さんの姿は目に見えないけれど、それでもなおかつお母さんの愛情を信じることができるかどうかということが、ここで大きな課題になってきます。

たとえお母さんがいま目の前にいなくても、お母さんの愛情を信じることができれば、幼稚園へ行くことができるでしょうし、一定時間を幼稚園で過ごすことが可能になるでしょう。しかし、もしそうでなかったら、家を離れて、つまりお母さんを離れて幼稚園へ行くということはできないし、何とか幼稚園へ送り届けたとしても、幼稚園から逃げ帰ってくるとか、幼稚園でのいろいろな課題をこなすことができない。あるいは幼稚園のトイレを使えないというようなことが起こる。不安のためにひどくトイレが近くなるという場合もあるでしょう。そしておうちのトイレしか使えないということになれば、幼稚園へ行っていても何度も何度も家へ帰ってこなければならないということになります。

ここで課題になっている事柄は、目に見えないものも信じることができるかどうかということです。目に見えるものを信じるのは簡単なことですが、目に見えないものでも信じることができるかどうかというのが課題になってきます。

お母さんから本当に愛されているかどうかということを確かめるには、どうすればよいか。お母さんと子どもの間でなくても、一般的にいって人間関係の中で、本当に愛し合っているかどうかはどうやって確かめられるか。考えてみれば、確かめる方法などあるわけがありません。結局は信じるしかないのです。この場合も、幼稚園へ行く子どもがお母さんから離れていたとしても、お母さんの愛情を信じるしかありません。もし信じられないとなると、たとえば家で弟や妹のほうが自分よりはかわいがられているんじゃないかとか、あるいはお母さんがもう自分のことをすっかり忘れ去ってしまって、全く別のことに没頭しているのではないか、そう考えるだけで幼稚園児は、こわくて、不安になって、幼稚園にいられなくなってしまうのかもしれません。

そんなわけで人間の宗教心というものがいつごろ芽生えるかということを考えてみると、この時期ではないかと想像したくなります。宗教心というのは信じる心です。信じるということは、理屈を越えているわけです。子どもがお母さんの愛情を信じるのは理屈を越えています。それは絶対的なものでしょう。その意味では神の存在を信じるかどうかということに、一脈通じるところがあるように思われます。

このように考えますと、幼稚園での宗教教育というものが非常に重視されるのは偶然ではないように思われます。本当に純粋な意味での宗教心というのは、お母さんを離れたところでの生活がはじまる幼稚園時代に芽生えるのではないかと考えられるのです。

ですから、成人に達してから宗教に入る場合は、本当の意味での宗教心かどうか怪しいような気もします。それは、〝苦しいときの神頼み〟というか、何か二次的な利益を、意識するしないにかかわらず、求めている状態ではないかと思われます。この世の生活に倦み疲れて、とてもつらい、何とかそれから楽になりたいというので宗教に入るのは、本当の意味での宗教心かどうか、ちょっと怪しいような気がするのです。

また、幼稚園に行かれるかどうかという問題に関連して、常日頃もしお母さんが子どもに向かって、おまえが信じることができるのはこのお母さんだけなんだよ、お母さん以外の人間はみんな危険だし、信じ切れない人たちであるし、ひょっとしておまえに何か害を与えるかもしれない人たちだよ、というようなメッセージをずっと与え続けてきていたとするならば、子どもにとっては、幼稚園へ行ってお母さん以外の人との交流をもつことが非常にむずかしくなります。

あるいは、それまでお母さんの注意を引くためにすぐ身体の病気になるという状況がずっと続いていたとするならば、逆にいって、子どもが身体の病気をしないことには、お母さんが注意を向けてくれないというような状況が続いていたとするならば、幼稚園へ行くようになってすぐ身体をこわして、熱を出すとか、かぜを引くとか、ぜんそくになるとか、その他いろいろな身体の病気をしやすくなったりするということが出現するかもしれません。

それくらいに、幼稚園へ行くということは、子どもにとってはいろいろな刺激を伴う、そしてその結果不安になりやすい状況なのです。それだけ、なおのこと、お母さんから愛されているという気持をしっかりもつことができるかどうかということが、大きな問題になると思われます。

幼稚園生活が社会生活の始まりであるということについて、それはお母さん以外の人との対人関係が始まるということだけではなくて、がまんするとか、待つとか、工夫するとか、そういうことも基本的な原則として要求されます。

拡がる対人関係

幼稚園ではもちろん、ある一定数の子どもさんと、それから複数の先生たちと、いろいろな行動をともにするわけです。ですから、それまでのようにお母さんと自分という、一対一という関係からはずいぶん薄まった対人関係の様式をもつことになります。そういう中では、がまんをするとか、待つとか、工夫するというようなことなしには、生活が成り立ちません。それは、私たちの社会生活がそうであるように、幼稚園生活でも同じことなのです。これらの事柄を子どもがどれくらいうまくやっていかれるのか。それはこの年齢の人びとにとっては、実に大きな課題となってきます。

また、幼稚園生活の中では、子どもはいろいろな困難な状況にぶつかります。初めて体験するような事柄にぶつかったとき、従来ならばすぐにお母さんのところにとんでいって、お母さんに何か教えてもらうとか、慰めてもらうとか、支えてもらうということが可能であったでしょうが、幼稚園生活の中では、そういう意味でお母さんからすぐ助けをもらえるという状況ではありません。

どうしても助けが必要ならば、お母さんではない幼稚園の先生にそれを求めねばなりませんし、それもできない場合には、それなりの当座の工夫をしなければなりません。当座、その場で与えられる助けが、それまでお母さんがくださった助けとは大変性質を異にするものであったとしても、子どもはそれを生かすことができなければなりません。それが全く異質のものであるとして排除するようであるならば、子どもはもっと困った状況の中に陥ってゆかねばならないからです。

お母さんからの慰めとしては、お母さんの笑顔とか、何か声をかけてくれることとか、抱きあげてくれることとか、手を取ってくれるというようなことになるわけでしょう。しかし、そういった事柄すべては、幼稚園へ行っている間はできない相談です。

そこで子どもとしては、お母さんのイメージを自分の心の中にしっかりもっていることが必要になります。現実にはお母さんが存在しないのですから、そうなると自分の心の中のお母さんのイメージを通して、必要な慰めなり、支えなり、励ましを得ようとします。それはなかなか複雑な心理的な作用ですが、もうこの年齢で、それが要求されているということになります。

競争と協調

さらに、幼稚園生活の中ではいろいろなことがあるでしょうが、なかんずく競争と協調ということが大切になってくるでしょう。

幼稚園では、何人かの子どもたちが共同生活することになるわけですから、お互いに協力し合い、力を出し合う。あるいは助け合い、分かち合っていく。そういう意味での協調が要求されるでしょう。これは、なかなかむずかしい課題であると思われます。大人でさえ一般の社会生活の中で協調していくということはむずかしいのですから、この年齢ではなおさらむずかしいでしょう。

協調の中には、妥協もあるでしょうし、あるいは自分を相手に与えるというような要素もあるでしょう。

それからもちろん、がまんするという部分もないわけではありません。このように、協調の中にはいろいろな要素が含まれていて、幼稚園児でもそれを何とかこなしていかなければならないのです。

一方、競争について考えてみますと、たとえ幼稚園児であろうと、いろいろな種類の、いろいろな程度の競争の中に入っていくことになります。そもそも人生とは、生まれてから死ぬまで競争の連続であるといえます。競い争うという要素が常にまつわりついているわけで、それなしの人生ということは考えられませんが、幼稚園児の場合でも、いろいろな競争が見られるのは同様です。

たとえば幼稚園での行事で、お遊戯とか、歌を歌うとか、絵をかくとか、何か簡単なものをつくるとか、そういう場合に、だれが最もうまくできるかとか、だれが最も速くできるかとか、だれが最もすばらしいものをつくれるかとか、そういったたぐいの競争もあります。あるいはもう少し複雑で、どれくらい他人とうまく協調できるかという意味での競争、つまり、一人よがりとか引っ込み思案ではなくて、積極的にみんなの中に出て行って共同作業をするようなことがどれくらいうまくできるかという意味での競争があります。

また、協調と競争とは対をなしていて、ただひたすら競い合うというわけにもいかないし、ただひたすら妥協するというわけにもいきません。その二つの事柄の間で、ちょうどいいバランスをとっていかなければならないので、これは幼稚園児にとっては、なかなか複雑な、高度な心理作用であるといえましょう。

このように考えてくると、幼稚園児というのは、おそらく年齢不相応に、過大な荷物を背負って日々の生活を送っているといえます。

この年齢の人びとはまた、幼稚園でいろいろな課題をこなし、対人関係もなるべくスムーズにいくようにということが要求されると同時に、家へ帰ったときには、お母さんとの関係がそれまでと同じように、あるいはそれまで以上に、よい関係であるということが必要なのです。家には赤ちゃんもいるかもしれないからです。

幼稚園ではよい子であっても、家に帰った時、つまりお母さんとの関係の中では非常に一方的な態度しかとれないということでは困ります。外でうまくやるために精神的なエネルギーをほとんど使い果たしてしまって、家へ帰ってきたときには甘えたい一方になってしまうという状況は許されません。それは幼稚園児に限らず、大人一般にも見られる事柄ではありますが、そういった課題が、幼稚園児ですでに要求されているのです。

身体への興味

幼稚園児が体験する課題の中で、今度は身体への興味というものがあります。身体への興味といってもさまざまですが、たとえば男女の違いということがあります。幼稚園へ行く以前に、男女の身体の違いということには普通、もう気がついているはずです。それは、たとえば、赤ちゃんが湯浴みするところを見ているとか、お父さんやお母さんと一緒におふろに入るというようなことを通して、男と女の身体の構造が違っているということは、おそらく知識としてはある程度は入っているものと思われます。男女の身体の違いに気づいて、それがおのおのの子どもにとってどんな意味をもつのか、そこが問題です。

最近は、男らしさとか、女らしさということが、あまりひところほどには強調されなくなりました。それは男女の差別につながるという意識からでしょうか。男らしさとか女らしさをいう前に、人間らしさということをまず問題にするという風潮とも関係があるのでしょう。したがって、最近では、男の子に対する期待と、女の子に対する期待というものが、必ずしもはっきり分かれてはいないという事情があります。

しかしそれは、子どもの目から見ると、少し混乱をきたすような状況であるかもしれません。なぜかというと、男女で身体の構造の違いがあるということは明らかですが、それでいて、期待される事柄に特別に違いがないということになるならば、それでは身体の違いにはどんな意味があるのかということを子どもが疑問に思っても不思議ではありません。そしてそれは、男としての自分のあり方とか、女としての自分のあり方をどう決めればよいのかという疑問にもつながっていきます。

この問題はしかし、もっと複雑な要素がいろいろ絡み合ってくるので、一般論としてはなかなか論じにくい点もあると思われます。個々のケースで、個々の場合に応じた考え方をしなければなりません。子どもはそれぞれ違った状況、環境、条件の中で生活してきたし、現在も生活しているわけで、個々の場合に応じた特有の状況というものがあるだろうと考えられるからです。

子どもの生活をとりまく条件として、たとえば、三つの世代が同時に生活しているとか、あるいは両親と子どもだけの家庭とか、あるいは片親しかいない家庭とかがあり、その条件はさまざまです。母子寮のように、そこに住まっているのは女性の大人と、あとは子どもだけであって、大人の男性はいない。そのような集団の中で育っていく子どもはどんなことを体験するのでしょうか。

このように考えてみると、男女の違いをどのように受けとめるのか、あるいは男の子が自分が男であるということをどのように受けとめるのか、女の子が自分が女であるということをどのように受けとめるかというのは、個々の場合でずいぶん違ってくるものと思われます。内容は違ってはいても、ともかく幼稚園の時代にその課題に気づくか、あるいは直面するという事実はあるといえるでしょう。

幼稚園の子どもが、お互いの性器を見せ合ったり、比べ合ったりすることがあります。そのような情景に出くわした大人はびっくりして、大あわてでそれを制止しようとしたりします。そういう大人の態度を見て、子どもはどう感じるのでしょうか。子どもにしてみればごく自然で、当然な疑問をもって、それを何とか理解しようと努力しているわけです。それに対して大人が、それは大変いけないことであるかのような態度で接する。そのような体験が蓄積されていくと、その結果としてどういうことがあらわれてくるかが案じられます。

これは一つの例ですが、たとえば男の子と女の子とでトイレの様式が違っています。幼稚園での活動の内容が男の子と女の子とで違っている場合もあり得ます。このような細かい状況の中で、幼稚園の子どもはすでに男女の違いとか、男、女であるということはどういうことかということを考えているのです。

幼稚園へ行っている男の子が、「僕は将来、僕のお母さんと結婚するんだ」と言ったり、あるいは女の子が、「将来、私はお母さんのようなお嫁さんになります」と言ったりするのをよく見聞きします。このような状況も、男性、女性のあり方を、非常に単純で原始的ですが、どのようにとらえようかと思案している、そのあらわれであるということができるでしょう。

「あなたの初恋はいつでしたか」という問いに対して、「幼稚園のときです」と答える人は少なくないと思われますが、確かに幼稚園児が異性に対して抱く気持の強さというのは、大人の場合と全く変わらないと思われます。

「だれだれちゃんと将来結婚するんだ」という言い方をするとき、その子どもはそこに非常に真剣な気持をあらわしているのでしょう。そのときに、大人はそれをからかうべきではありません。それはどのような場合でもそうでしょうが、人が自分の正直で真剣な気持を話しているときに、それをからかうのは、少なくとも失礼なことです。幼稚園児の場合は、生まれて初めて体験するようなワクワクした気持をあるがままに表現して、それをからかわれると、そこでひどく傷つけられるという可能性があるわけです。この点は周りの大人がよく気をつけなければならないでしょう。

死について

三、四歳の子どもは死について考えています。それは祖父母や親戚、あるいは兄弟の誰かが亡くなるということが起っている場合でなくても、たとえば自分がかわいがっていた昆虫の類や犬や猫が亡くなるのを目撃したりして、それで死を考えるということもあるでしょう。しかし、そういう事などがなくても自分が生きていることを不思議に思ったり、あるいは自分はいつどうやって死ぬのだろうかということを考えているのです。

たとえば「どうして人は生きているといって、机は生きているとはいわないの？」とか、「生れてくる時、まわりながら出てきただけで、あの時はもう苦しく苦しく、死ぬかと思ったんだ」とか「ぼくはいつどうやって死ぬの？」とか、「ママはいつ頃どうやって死ぬと思っているの？」といいます。そういう真剣な展開に対して大人はなんと答えるのでしょう。もし誰も真剣に答えようとしなかったら、そのこと自体を子どもはずっと長い間おぼえているでしょう。実際、私たちは死というものを、我が身について深く考えることは大変にむつかしいんですね。でも死について三、四歳の子どもはその他の年齢ではない位に深く考えているのです。

シャルル・ペギィという哲学者は「死とは他人にのみ起こる事件である」と述べています。サルトルも「われわれの幸福の能力とは幼少期がわれわれに拒んだものと、それがわれわれに護りあたえたものとの間の或る種の平衡に左右される」と述べています。三、四歳の人は物事を哲学的に考えている人たちだと私は考えています。

恥ずかしさ

幼稚園児が体験する課題のもう一つは、「恥ずかしい」という気持です。これは幼稚園でのお遊戯とか、歌とか、お絵かきとかの課題があって、それがうまくできるかどうかという場面で、自分がほかの子よりもうまくできないとか、あるいはお母さんが期待したほどにはどうもできなかったというように感じるときには、おそらく、敗北感、あるいは不全感、そして恥ずかしいという気持を味わうことになるかもしれません。

確かに、こういった感情は不愉快な感情で、そのときはある程度傷つくのかもしれないのですが、しかし、人生を通してそのような体験を避けることはできないわけです。早くも幼稚園の時代でそれを体験し、それを何とか処理しようとするような努力を始めるということには、大きな意味があるものと考えられます。ある一定の課題にとりくんで四苦八苦している時、その子どもをある意味でおだてることがよい結果を生む場合もありえます。「おだてる」という言葉はあまり適当でないかもしれませんが、子どもの努力をほめてあげる、あるいは苦しんでいる状況をできるだけ支えてあげるということは必要でしょう。

しかし、現実にはそれだけでは事がすまない場合もあるでしょう。周りがどんなに支えていこうとしても、本人は依然として敗北感、不全感、そして恥ずかしい気持をもつことは避けられないとき、そういうことがあるからこそ、工夫するとか、再挑戦するとか、あるいは同じような気持を味わっているほかの子どもへの思いやりを持つことができる、といったたぐいの体験をすることが可能になるわけです。

親が、あるいは周りの大人が早々と手を回して、子どもがそのような敗北感や、恥ずかしい気持を味わわせないようにしようとしてしまうのは、一見その子への愛情のように映るかもしれませんが、長い目で見れば、問題のある態度かもしれません。

このように見てくると、幼稚園児が体験しなければならない課題というのはいくつかあって、それらはいずれもなかなか大変なものです。ですから、よほど運がよい人の場合は話が別ですが、大体において、こういった課題すべてをうまく処理し切れる子どもは非常に少ないというべきでしょう。したがって多くの場合、子どもたちはいろいろな状況に陥って苦しむことになります。人生は子どもにとっても過酷なものです。

たとえば、恐怖症といわれるものがありますが、これは、子どもにはかなりひろく見られる状態といえます。犬がこわい、暗闇がこわい、狭いところに閉じ込められるのがこわい。もちろんこういった状況は大人でもこわいでしょうし、人間にとって一般的にこわい状況なのでしょうが、しかし、個々の子どもの事情によっては、そのような状況が特殊な意味をもってくる場合がありうるわけです。たとえば幼稚園へ行かれない子どもがいる。なぜ幼稚園へ行かれないかと聞くと、外へ出るのがこわいという。なぜ外へ出るのがこわいかというと、外へ出るとひょっとして犬がいて、その犬が自分をかむかもしれない。だから外へ出られないのだと。

しかし、現実にそういう犬が存在するかどうかはわかりません。存在しないとしても、いつそうなるかわからないから、こわい、だから外へ出られない、ということになってくると、それは、表面では犬がこわいということになっていますが、本当のところは、たとえばお母さんから離れるのがこわいという気持を言おうとしているのかもしれません。

そのほか、何か極端な癖にこだわる場合もあります。ぬれたハンカチを常に手に握っていて、それで顔をふいたり、手をふいたり、あるいは机をふいたりというようなことを際限なくくり返す幼稚園児もいます。清潔できれいにしていなければいけないというわけなのですが、そういう場合も、ひょっとすると、これまでずっとお母さんが、きれいにすること、きちんとすることに大きな関心をはらってきて、そのために子どもは、お母さんからの愛情をつなぎとめておくためには、きれいにして、きちょうめんにしていなければならないと思ってしまうのでしょう。

あるいは、身体的な病気にすぐかかる。小児科の先生のところへ行って調べてもらっても、どこも悪いところがない。しかし症状だけは確かに存在する。そういった状況が幼稚園の年齢で見られることもあります。

結局それらは、先ほど述べたいくつかの課題に直面して、それに圧倒されてしまい、それを処理し切れない結果として起こってくる状況なのでしょう。それだけに子どもは周りの人びと、親とか幼稚園の先生たちから、できる限りの支えを必要としているのです。

かくれんぼ

最近「かくれんぼ」を楽しむ子どもさんはへったように感じられますが、元来は五〜七歳位の人たちに見られたのでした。かくれた人々をオニが探すわけですが、このオニの役がこわくて遊べないのですね。一人きりになってしまって、こわくて泣き出してしまう。またかくれている人々もそれぞれ一人きりになってじっとしていられない。みつけてもらうために自分から出てきてしまう。見つけてもらえないのがこわい。つまり、どちらの役をしても一人きりではいられないということですね。自分という存在の意味、確かさが身についていない。誰かと一緒でないと安心がない、納得がいかないという、個人として基本的な問題があるということですね。自分が自分として存在していないというと大袈裟でしょうか。

以上のように考えてみると、小学校に入る以前において、つまり六歳位までに、人は人生におけるすべての困難の大元をすでに体験することになっているものと考えられるわけです。つまり人は六歳時においてすでにもう「自分」というものが出来てしまっていることになるでしょう。そしてこの「自分」は生涯を通して殆ど変わらないものとなっているはずでしょう。でも人生は奇想天外、いつ何が起るか分かりません。だからこの「自分」というものは基本となっているとしても、様々の困難な事態に出会うことになるはずで、この「自分」にも様々な修正が加えられることにはなるでしょう。昔「人は四十歳にして人相が定まる」ということがいわれましたが、現在ではどんな風でしょうか。人はそれぞれ様々といえばそうでしょうけれども、基本的には六歳で「その人」になるのが本当の所でしょうね。

小学一、二年生

小学校は六年間もありますので、その間にはかなりの変化が見られることになります。ですから、便宜上、二年ずつの単位で区切って考えてみましょう。

そこでまず、小学校一年生、二年生の子どもの心理的な課題について考えてみます。

親から離れて

小学校に入るまでに、すでに子どもは、お母さんから離れたところでの生活をある程度体験してはいます。それは保育園であったり、幼稚園であったり、あるいは親戚の家への旅行であったりするかもしれません。そうではあっても、しかし、新しく小学校に入学して、新しい制服、新しいランドセル、新しい靴をはいて、桜の木の下を学校に向かって歩いていくというのは、親子ともにかなり誇らしげな気持になるときでしょう。楽しいような、うれしいような気分になる瞬間でもあるでしょう。

しかし、一年生になるのは、楽しいとか、うれしいだけの体験ではないかもしれません。同時に、かなりの不安を体験しなければならないことかもしれません。それは一つには、それまで以上にお母さんから離れて、かなりの長時間、家族以外の人びととのつき合いをするということがはじまるからです。もちろん、まだまだ未熟な段階ではありますが、しかし、ここでまず問題になってくるのは、自分で考えるとか、自分で判断するとか、自分である決定をくだすという体験です。まだまだ知識や技術は未熟なものですから、そういった一連の作業をすることは小学校低学年の子どもにとっては大変なことです。それでも、その年齢なりのことをしなければなりません。

それまでは何か判断に苦しむことがあったりすると、すぐお母さんに相談したり、あるいはお父さんに相談したかもしれません。しかし一年生になると、そういったたぐいの助けは一時保留になります。当座だけは何とか自分で持ちこたえなければなりません。あるいは自分では持ちこたえられないという判断が働くときには、思い切って担任の先生に相談するという決断をしなければならないし、それを実行しなければなりません。

私たちはだれでも、新しい体験に出くわすと、まず自分の過去の体験を思い浮かべるでしょう。そして、それとの対比の中で新しい事態への対処の仕方を考えるわけですが、しかし、小学校低学年の子では何といってもそれが乏しく、初めて体験する、新しいことが多いわけです。過去の体験では、たとえば、かくかくしかじかの条件のもとでは、お母さんがしかるべくしてくれた、言ってくれたという記憶は呼び起こされるかもしれません。もちろんそれも助けになるでしょう。ここでは、自分がもっているすべての力を集結して事に当たらねばならないのです。そういう努力の中で、新しい人間関係もつくられていくことになります。それは友達であったり、友達のお父さん、お母さんであったり、あるいは担任の先生であったり、ときには校長先生であったりします。

いろいろな人の中に入っていって、そうして自分の立場を相手に伝えて理解してもらい、そしてまた自分が相手の立場や考え方を理解するという、かなり複雑な作業がここではじまることになるのです。この新しい人間関係に入っていくときに、おそらく小学校一、二年生の子どもは、過去における親との関係の様相を思い浮かべることでしょう。そして、そういう状況を思い浮かべることによって、一定の支えを得ることができる子どもは幸せですが、そうでない場合にはなかなかむずかしいことになります。

親以外の人との関係に、これからどんどん入っていくという体験は、そんなわけで楽しいような、うれしいようなものであると同時に、時としてはそれが非常にむずかしい問題になります。そのむずかしさの理由の一つは、もし自分が他人とよい関係をもつようになったとするならば、そのことをお母さんがどう思うだろうか、お母さんはそれを裏切り行為だというふうに見はしないだろうかという恐れをもつ場合が考えられます。学校生活を続けていく上では、他人との関係をどんどん発展させていくことが必要ではあるけれど、しかしそのことによって、お母さんとの関係がもうあまり大事ではないんだという印象をお母さんに与えはしないだろうかという配慮です。

お母さんへの忠誠心を捨てることなく、お母さんからの愛情を信じ続けることができ、その上さらに新しい人間関係に入っていくことが要求されるのです。大げさにいうと、この冒険に子どもがどれくらい入っていかれるかということです。それは、それまでのお母さんとの関係がどのような性質のものであったか、どれくらい満足のいくものであったかによるところが大きいと思います。

もしお母さんが、それまでの関係の中で子どもをがっちり抱き込んでしまうというようであるならば、子どもは積極的に新しい人間関係の中に入っていくことができません。お母さんと一緒にいる限りは安全ですが、他人の中に入ると何が起こるかわからない、危険でいっぱいだというような状況のもとでは、子どもは萎縮するしかないかもしれません。

あるいはお母さんが、もしおまえが他人に近づいていくとするならば、もうおまえのことを愛してやらないよ、というメッセージを与えるというような状況が続いていたとするならば、子どもは他人に近づくことができません。そういう意味では、子どもはここで、これまでの親との関係がどのようなものであったかということを振り返ってみる時期にきているのです。

ここで、O君という子の例を引いてみます。

小学校一年生になってまもないO君は、身体の不調を訴えて登校をしぶるようになりました。訴えはあっても大したことはないと判断した母親は、強引に登校させようとしました。やっと登校したO君はしかし、一日のほとんどを保健室のベッドの中で過ごします。学校が終わって、さて家へ帰ろうとする時、O君は家へ帰る道順がわからないから先生に家まで送ってほしいと懇願します。しかし、それがひんぱんになってくると、先生も困ってしまい、同級生にその役目をたのみました。するとO君は帰宅の途中で「迷い子」になってしまい、知らない人の家にあがって、自分には帰る家がないんだといったり、突然ひっくり返って白眼を出し、しばらく動かなくなったりしました。事態を重くみた担任は母親を呼び、家での事情をきいて、母親がもう少しO君の面倒を自らみるようにしてもらえないかと話しました。これに立腹した母親はO君を無理にでも転校させる、ということになりました。母親のこの態度には学校側も今さらのようにびっくりしてしまいました。

O君の両親は共働きをして、購入した高価なマンションの返済に懸命だったのです。O君は生まれた時から、その場限りの人たちの手を渡り歩いて世話をうけてきました。O君はお母さんはもとより、特定のどの人とも満足のゆく深い関係をもつことなく育ってきたのでした。人との関係は信じられないし、「自分の家」がどれかもよくわからないし、お母さんの愛情を信じることもむずかしかったのでしょう。幼稚園時代にすでにいくつかの問題が指摘されてはいたのですが、親はそれを無視してきました。そして今回もO君の悲しみ、苦しみを理解する心を持ち合わせせないようです。

O君は親に求めて得られそうもないままにきたものを、今度は担任や保健の先生や、同級生や、それから見も知らぬ他人にまで求めようとしたのです。淋しさや悲しさからそうしたという面もあるでしょうし、そうやって親からの注意を喚起したかったという面もあるのでしょう。しかし、今のところO君のそういう痛いほどの苦しみを、親はわからないし、わかろうともしないままです。学校から紹介されて不承不承、外来にやってきた親は、くわしい話をすることを拒否し、転校するために住居を変えるつもりだと述べました。そのためにさらに経済的負担がふえてもやむをえないというのみです。

担任の先生

さて、担任の先生との関係は、非常に大きな意味をもつものと考えられます。普通私たちは、小学校一年生のときの担任の先生の顔や名前を、大人になってからでもずっと覚えているものです。それほどに最初の担任の先生というのは、大きな意味をもった存在です。それほど大きな意味をもつゆえんは、担任の先生との関係自体が大切であるということのほかに、その関係の中で、それまでの自分の親との関係を反すうしてみるということが行われるからです。

空想をめぐらす

小学校一年生では、よく空想をめぐらすということがみられます。子どもは空想する必要性があるから空想します。そして周りの大人は、空想する子どものことを、時としてうそつきだと呼んだりします。しかし子どもの目からすると、一つには現実と空想との区別がはっきりしないことがあるでしょうし、もう一つは、子どもにとって現実があまりにも厳し過ぎ、それへの対処の仕方があまりにも自分の能力を超えたものであるという場合が、しばしば起こるからだと考えられます。

小学校低学年の人が空想をめぐらす、あるいはうそをつくといった場合には、現実の生活の中で非常に困ったことがあったり、あるいは行きづまった状態にあったり、そしてそれが手にあまって、非常に追いつめられているということを指していることが多いというべきでしょう。逆にいってこれは、その子どもは周りの大人たちに、ある種の助けを求めているということにもなります。ですから、おまえはうそつきだと言ってしかりつけるようでは、ますます子どもを窮地に追い込むことになりかねません。

強がり

小学校全般を通して言えることかもしれませんが、ことに低学年の子どもでは、強がりを示すということがよく見られます。強がりというのは、実際にはあまり力がないのに、あたかも実力以上の力があるかのように振る舞うことです。これは空想とは少し意味が違っています。空想の中に入ったようなふりをするというのは、空想そのものではなく、またふりをするというのは、ある程度現実が見えているからこそ、なのです。

このように考えてみると、この年齢の子どもが示す強がりというのは、けなげともいえるし、かわいそうでもあります。決してそれをばかにしたり、あるいは非難したりすべきものではありません。強がりを示しているときには、子どもは必死な闘いをしているときなのですから、それに応じた支えを与えてやることが大切になるでしょう。

以上のように、小学校低学年の子どもたちは、いろいろな体験を通していろいろな工夫をします。その中で自分というものを見失わないように、日々努力をしているのです。そういう意味では、小学校低学年の子は、すでに十分人生の闘いの中に入っていることになります。

小学三、四年生

小学校三年生、四年生で見られる大きな心理的な課題の一つは、一体自分とは何者なのかという問いかけです。もちろんこの年齢では、直接にそういう言葉でこの疑問を発するわけではありません。そういう表現を用いるのはむしろ高校生ぐらいになってからでしょう。ですから、一体自分は何者であるのかということは直接に意識はされていないけれど、しかしこの年齢の子どもにとっては、すでに大きな課題になっています。

「自分」という意識

たとえばそれは、「もらい子幻想」という形であらわれたりします。「もらい子幻想」というのは、自分の親は本当の親ではないんではないか、自分には本当の親がどこかよそにいるのではないか、自分はもらい子ではないかといった幻想です。この幻想の意味は、この時期にきて自分と自分の親との関係を考え直してみて、その上で自分とは一体何者かということを考えます。それまでは、親は自分にとって大切な人であったし、親なしでは生活ができず、気持の上でも親にすっかり頼っていました。しかしこの年齢にきて、その親との関係とは一体どういう性質のものであったのか、どのような意味をもったものであったのかということを考えはじめるのです。

もしいま、あの親がいなくなったら自分はどうなるんだろう、親がいないところで自分はどんなことができるんだろうか、そういうことを考えるのがこの時期の子どもにとっての、自分とは一体何者なのだろうかというテーマなのです。自分がもらい子であると信じているわけでは決してありません。しかし、もしもらい子だとするならば、事態はどのようになるのだろうかという幻想を描くのです。

ですから、この年齢の子どもたちが好んで読む物語などには、もらい子の話、親を失う子どもの話などが数多くあります。そうした物語が、この子どもたちの強い関心や興味を呼ぶのは、この年齢の子どもたちがそういう心理を自分自身体験しているからです。

もらい子幻想に似たもう一つの幻想は、「家出の幻想」です。これもあくまでも幻想ですから、現実に家出をするということはめったにありませんが、しかしこの年齢の子どもたちは、心の中では何度も何度も家出をしています。現実に家出をすることが不可能なことがわかっていればいるほど、その幻想の度合いは強くなるのです。

家を出るというのは、結局は、自分の親との関係をもう少し客観的に見直してみたいということにほかなりません。いままでは親との関係の中に自分はどっぷりつかっていたのですが、ここにきて、それについての反省もあるでしょうし、それから、自分自身をもっとよく理解したいという気持も強くなるというわけです。

高校生ぐらいの人の場合の、一体自分とは何者か、自分は何をなすべきなのかという疑問は、かなり現実的な意味合いをもっているといえるでしょう。しかし小学校の三年生、四年生では、つい最近まであんなに緊密であった親との関係を、少し自ら離れて客観的に眺めてみたい、どんな性質をもったものであったのかを確かめてみたいという意味合いをもっているものと考えられます。

もちろん、まだまだ親からの支えは必要ですし、親からの愛情なしにはとても生きられたものではないのですが、しかしそれだからこそ、なおのこと、一体全体自分は親なしではどういうことになるんだろうということを疑問に思うのです。

この年齢の子どもたちが、冗談として母親のことを「奥さん」と呼んでみたり、あるいは「ちょっと」というような言い方をしてみたりすることがしばしばあるのは、こういった心理と必ずしも無関係ではないように思えます。「奥さん」というのは自分の奥さんではなくて、町で「奥さん」というふうに呼びかける、そういう意味での「奥さん」です。

親から一定の距離をもって自分を眺めてみたいというのは、家出のように親からすっかり離れていきたいということでは決してないのです。そこはちょっと矛盾しているようですが、いったん親と距離を置いてみて、なおかつ、またその上で、親と自分とは一つでありたいという、二つの気持が同時に存在していることになります。

この年齢の男の子にとって、お父さんはおそらく世界で一番偉い人として存在していることでしょう。同様に、女の子にとっては、お母さんがこの世の中で最もすばらしい人に見えているのでしょう。そうでありながら、しかし、そのお父さんやお母さんから距離を置いて自分を見直してみたいと願うわけです。こうした一見矛盾したような関係を親との間にもつというのが、この年齢の一つの特徴であるように思えます。

そして、この矛盾に本人自身が気づかないわけがなくて、この人たちはこの矛盾を自ら不思議に思ったり、あるいはまた、不思議に思っているその自分を強く意識したりします。そういった複雑な心理的な働きが、この年齢ですでに見られるということは、驚くべきことかもしれません。しかし、そういった実例を、私たちは毎日の生活の中で見ているのではないでしょうか。

たとえば、それまではとても素直で、おとなしくて、いい子だった子が、三年生か四年生になって急に一時的に反抗的になったり、意地悪になったり、気むずかしい子になったりするということを観察します。あるいは三年生、四年生になって一時的におねしょがはじまったり、あるいは顔や首などの筋肉をピクピク動かす「チック」といわれる症状をあらわしたりすることがあります。また、それまではよく勉強していたのに、親の希望とは正反対にいろいろな事柄に興味をもちはじめて、勉強がおろそかになったりするというようなことがあります。

この年齢なりの転機

小学校三年生、四年生という年齢が、人生の中である転機の一つになるということはどうも確かなようです。それはたとえば、将来自分は何々になりたいというようなことをこの年齢でよく言います。おそらく多くの場合、将来なりたい対象が次から次へ移っていって、はっきりしないのかもしれません。しかし少なくとも将来何々になりたいということを、かなり意識する年齢ではありますし、またこの時期に考えた将来の空想というものは、その人の将来に一定の影響を与えると思われます。

社会で成功した人が質問を受けて、現在の職業を最初に思い立ったのはいつだったのかと聞かれた場合に、小学校三年生あるいは四年生のときであったということがしばしば観察されます。そういう意味では三年生、四年生が示す将来への空想というものは、そうばかにはできないものかもしれません。

臨床の場面で、かなり重症な状態に陥った患者さんが、少し回復してから回想しながら述懐して、自分はずっと以前から病気だった、考えてみると、小学校三年生ぐらいのときから自分はずっと病気だったというようなことをよく言います。この場合には、その患者さんにとっては、小学校三年生のときが何らかの意味で一つの転機になったということなのでしょう。

つぎに、これまで述べてきた事柄と関連すると思われますが、そして個人差はあるでしょうが、よくこの年齢で、世界中で自分という人間はこの自分しかいない、という実感をもつことがあります。実際そういう詩を書いた小学校四年生の人がいます。考えてみると、「広い世界で自分という人間はこの自分しかいない」という意識は、非常に恐ろしいものです。しかし、私たちは人間としてそういう感覚をもつことは、非常に大事でもあります。自分独自の世界をもっている自分を意識するということになるからです。これを「自我のめざめ」といってもよいのでしょう。これがちょうどこの年齢でおこってくるということの意味は大きいというべきでしょう。

対人関係の拡がり

現実生活の中でこの年齢の子どもたちは、非常に多くの種類の人たちとさまざまな関係を結ぶことになっていきます。だれと、どんな関係を、どの程度にということには、もちろん自分の親との関係がどのようであるのかということが、直接の背景になっているものと思われます。親とは全く関係のない性質をもった対人関係というものは、おそらくないのではないでしょうか。

一見そのように見えるとしても、よく考えてみると、親との間で求めたけれど結局は得られなかったものを、ほかの人との間に探し求めているということであったり、あるいは親との関係の中で失われたり傷つけられたりしたものを、他人との関係の中で修復しようというものであったりします。あるいは親との関係の中では、もはやこれ以上は発展しそうにないと判断して、その先をだれか他人との関係の中で試してみようということになっていくわけです。

ですから、そうやって求めていく相手が担任の先生であったり、家庭教師であったり、スポーツコーチであったり、親戚のおじさんであったり、近所の知人であったりするということが、しばしば見られるのです。そういった人びととの出会いそのものは偶然であったとしても、その出会いの意味は偶然でも何でもないはずです。

さきにあげたO君の例は、この意味からもいろいろなことを示唆しているのではないでしょうか。O君の傷はあまりにも深く、小学校に入る前からすでに問題意識があったものと想像されます。

小学校三、四年生になれば、ここで要求される工夫にも、もう少しみがきがかかって、対人関係をもつにあたっても、もっと上手にはなるでしょう。

対人関係の幅はこのようにしてひろがっていくことになりますが、実際にはこれは、なかなかスムーズに進んでいきません。対人関係の中には、楽しい要素もあるでしょうし、逆に非常に苦痛である部分も生まれてくるでしょう。それは結局のところ、自分との闘いであったり、自分への追及であったりするのです。

　この年齢の子どもが、家庭の外での体験に疲れて家に帰ってきて、そして親に甘えかかる、親から一方的に愛されることを期待するというような状況がしばしば見られるでしょうが、それは、わがままで、自己中心の行動のように見えたとしても、自分自身を求めての旅立ちであるという面もあるはずです。

　一方で親に依存しながら、他方で親から離れていこうとする矛盾した子どもの状態をみて、親自身は、子どもから裏切られたような気持になったり、腹立たしい気持になったりしても不思議ではありません。その結果、親は子どもについ辛く当たってしまうというようなことが起こってきます。親からそっけない態度でやり返されると、子どもは一時的にしろ、やや憂うつな状態に陥るということが起こってきます。

　小学校三、四年生で見られるこの憂うつな状態というのは、かなり一般的なもので、むしろ成長の過程の一つであるといってもよいくらいです。憂うつな状態というのは、気分として憂うつであるというだけではなくて、不機嫌になるとか、何となく元気がないとか、あるいは食欲が進まない、寝つきが悪い、体の調子がすっきりしないといったようなことも含まれます。これは、ことに女の子の場合には、すでにみられる身体的な成長とも関係があるのでしょうが、主にいま述べたような心理的な背景があってのことです。

　このように、小学校三年生、四年生のころの対人関係のあり方とか、そのひろがり方というのはかなり特徴があるし、それから一定の紆余曲折を経験するものです。したがって、親子両者にとってかなり負担になる事柄です。それだけにこの問題は、その後にも持ち越されていく可能性が多いといえます。実際考えてみると、私たちがもっている対人関係のパターンというのは、おそらくこの三、四年生のころに体験するそれらと、それほど隔たってはいないのではないかと思われます。

趣味、知識欲

それから、三年生、四年生のころの趣味とか知識欲ということがありますが、もちろん三年生、四年生よりも前に旺盛な知識欲や趣味をもつ子どももいないわけではないでしょう。しかし、この時期の人がもつこういった事柄には、特定の意味が隠されているように思われてなりません。

そもそも趣味というのは、いろいろな可能性があるなかで、人はそれぞれ何か特定のものを選び出します。多くの可能性の中からある特定のものを選び出すのはなぜなのでしょうか。もちろん偶然の条件によってそれが決まるという場合も考えられますが、その偶然というのも本当に偶然なのか、あるいは、もし偶然であったとしても、なぜそれが定着しうるのかと考えてみると、この年齢の子どもが選ぶ趣味なり知識欲の対象というものは、必ずしも偶然ではないのかもしれません。

また、趣味の内容が転々として変わっていくとしても、なぜそう変わるのか、定着しない一連の事柄が、なぜその本人にとっては意味をもたないものになるのかということも同様に大切なことかもしれません。

もちろん趣味を決めるのは、身体的な特徴だけではないでしょうし、心理的な要素のみによって決まるわけでもないでしょう。生活環境およびその条件によって決められてくる部分もまたあります。そのほか、もっといろいろな要素もあるかもしれません。戸外で活発に動き回るといったたぐいの趣味をもつ人もいるし、家の中で静かに座ってやるたぐいの趣味をもつ人もいます。小学校三年生、四年生ぐらいになりますと、趣味の内容はかなり定着してくる傾向があるようです。なぜ特定の趣味が選ばれて、そしてそれが定着するのか、その背景を知ることがその人をよく理解する上で大切になってくるといえるでしょう。

知識欲についても、趣味と大体似たことが言えるでしょう。ただ知識欲の場合は、趣味よりも遊びの部分がより少なくなり、知的な面がより多くなるという傾向は見られるのではないでしょうか。二、三歳の幼児も、「どうして」ということを連発して親を困らせるものですが、幼児の場合には珍しさに力点があるように思われます。それに対して小学校三、四年生の人が示す知識欲はもっと組織立っていて、したがって継続していく性質のもの、さらには個人的な要素を含んだものであることが多いように思われます。

また、心身ともにものすごい活発さを伴った知識欲であることが多いようにも思われます。物理的にいっても機動性、あるいは移動性を伴っていることが多いでしょう。たとえば遠くの図書館にまで調べに行くとか、電車に乗ってどこかへ行くとか、極端な場合には外国へ行くといったようなこともあります。

こういった趣味にしても知識欲にしても、結局のところは、この年齢の人たちが自分自身を模索して見つけようという、積極的な気持がその背景にあるからです。こういった一連の事柄を周りの人たちがよく理解して、必要な援助を与えることができれば、子どもの望ましい成長はさらに促進されるのではないかと思われます。

ところで、入院治療が必要になるくらいに重症な患者さんに、あなたはいつごろから発病したと思いますかと質問すると、大体三つの時期を述べるようです。一つは「中学二年生のときです」というグループ、それから「小学校三年生のころです」というグループ、それからもう一つのグループは、「記憶が戻る限り、生まれてから間もなくといってもいいぐらいのころから自分は病気です」というのです。そしてその順番に重症度が深まっていくように見受けられます。

記憶が戻る限りにおいて、昔から自分は病気であったという人は一番重症のようです。三年生のころに発病したという人もかなり重症です。中学二年生で発病したという人は、比較的にいえば、まあ軽症といえるでしょうが、その他のグループの患者さんたち、つまり、つい最近の何かをきっかけとしてぐあいが悪くなったという人に比べれば、重症といってよいでしょう。

このように考えると、赤ちゃんのころ、小学校三、四年生、それから中学二年生というのは、人の成長の大きな節目になっているのではないかと思われます。ですから患者さんが診察に来られていろいろ話を聞くときに、こういう三つの年齢の時期の状況を詳しく聞くということが、非常に大切になってきます。もちろん、ほかの時期も大事は大事ですが、この節目になっているところで、とくにどんなことがあったかということをしっかり聞きとるということが、その患者さんを理解する上に非常に重要な意味をもつものと考えられます。「小学校六年間で三、四年生の時が一番活発で面白い」といわれた退職まぢかのある校長先生がいわれたのが私の記憶に残っています。

小学五、六年生

小学校最後の五年生、六年生の問題にすすみます。

現実的な課題

五、六年生にとって最も大きな事柄は、彼らの生活が、それ以前に比べてもっともっと現実味を帯びたものになってくるということです。たとえば学校生活で、高学年の人は低学年の人の世話をしなければなりません。先生から言われるからそうするのではなく、その場その場での自分の判断で、困っている一年生、二年生を助けてやるということが必要になります。普通は六年生が、一年生、二年生の教室の掃除をしたりしますが、それだけ自分は高学年生なんだという自覚や認識が要求されるのでしょうし、また自然にそれが身についてくるということがあるのでしょう。それに見合うだけの知識とか、技術とか、体力とか、勇気とか、決断力とか、実行力というようなものが要求されてくるのです。

学校生活の中では、そのほかに生徒会のようなものがあって、その役員になるとか、あるいはいろいろな行事があり、その世話役をするとか、集団登校とか、あるいはプール活動などで、高学年の人はその世話役をすることになります。このように、現実的で実際的な判断や実行力が要求される面が大幅にふえてきますが、これはこれなりに、なかなか大変な課題になりうるでしょう。

そして、そういった日常的な忙しさがふえてくればくるほど、時としてふっと、一体自分は何をやろうとしているのだろうか、果たしてこれでいいのだろうか、もっと別のあり方や考え方があるのではなかろうか、といったたぐいの内省をするようになってきます。

より現実的な事柄というのは、そのほかにも、たとえば、もし私立の中学校を受験しようという場合には、なおはっきりしてきます。地域の公立中学へそのまま進もうという場合にはそれほどでもないかもしれませんが、親の希望、あるいは周囲の期待にこたえて、有名な私立の中学を受けようという場合は、なかなか大変な状況が展開されてきます。一方、そういった中学進学の方針が、たとえば父親の転勤のために急遽変更を余儀なくされるといったたぐいの現実もまた起こるかもしれません。

こういった一連の現実的な側面には、それに対応するそれこそ現実的な行動、思考というものが要求されるわけです。しかし同時に、ある程度の内省もまたそこに伴ってくるはずでしょうから、なかなか大きな課題というべきでしょう。

現実的な事柄が次から次へと要求されていく中で、高学年といってもまだ小学校ですから、この年齢の人たちは自分の知識や技術の乏しさを何とか補わなければならず、そのために低学年のころに見られたような空想とか強がりが、再び顔を出してくる場合もあります。あるいは一歩後退して、再び幼稚になってしまって、幼児向けのテレビ漫画に熱中してみたり、弟や妹と同じレベルになってふざけてみたり、つまらない言い争いをしたりするというようなことが見られたりすることもあります。急にいたずらばかりするようになって、周りを困らせるというような状況が見られることもあります。これらは、その子にとって現実があまりにも過酷で、それに対処し切れないと感じる結果起こってくる事柄なのでしょう。

強がりの場合は、結局のところ強がりにすぎないのであって、本物ではありません。そこには何らかの窮屈さが伴っていて、そのことを本人は強く意識するでしょう。そういうときには、子どもは周りからの支えを非常に必要としているものと考えられます。

身体的な発達

もう一つの現実には身体的な発達があります。思春期という言葉がありますが、それを広い意味にとると、ことに女の子の場合には小学校の五、六年生から前思春期に入るといってもよいでしょう。しかし元来、思春期という言葉は、生物学的な意味をもつよりも、むしろ心理学的な意味をもっているのではないかと思われます。ですから身体的な意味で使うのならば、思春期というよりも、むしろ青年期という言葉を使うべきでしょう。その場合には小学校五、六年生では前青年期というべきです。

表現の問題はさておいて、個人差はありますが、この年齢では身体的な成長が急速に起こってきます。そして、身体的な発達が身体的なレベルだけにとどまらず、その人にとって全人格的な影響を与える事柄になっていきます。この時期では、男の子よりも女の子の方が身体的な成長が速いのが普通です。しかし、それも個人差があるので、必ずしもはっきり言えません。のみならず、各人それぞれが、この身体的な成長をどう受けとめるかということ自体にも個人差があることになります。

小学校の五、六年生で、身体的な特徴をとりあげて相手をからかったり、逆に得意になったりするということがよく見られますが、それは身体的な発達というものが、それ以上の意味をもつことを指しています。たとえば走るのが速い子は、そのことだけでクラスの人気者になったりします。ほかにまずい点があったとしても泳ぐのが大変上手だということで、みんなの羨望の的になることもあります。クラスで背が一番高いとか、あるいは逆にクラスで背が一番低い人には、身長以外の意味がそこに含まれてくることがしばしばあります。

身体的な成長、とくに性的な成長・発達というのは、この年齢の人たちにとってはその意味がよくのみ込めないので、なかなかむずかしい問題を提起することがあります。身体的な特徴の変化、形態的な変化、あるいは個人差の大きさ以上に、何とも説明しがたい激しい感情、あるいは情緒的な変化が起こってきます。大げさにいうと、それは衝動のようなものです。それほどでなくても、自分で自分をうまくコントロールできない一種の激しさが体中にあふれてきます。それは周りの目から見ると、この時期の人たちというのは、非常に粗暴で、動きが多くて落ちつきがない、集中力がない、やたらと荒々しいというふうに見えることもあります。

しかし、この時期の年齢の人たちが常にそういう状態であるかというと、そうではなくて、逆に全く静かで、内省的で、むしろ哲学的な側面を示している場合さえあるのですから、本人のみならず周りにとってもなかなか混乱を招きやすい時期に当たっています。

心身ともの成長

よく心身ともの成長ということを私たちは問題にするわけで、身体的な顕著な成長と同時に、心の方の成長もまた問題になってきます。これに関連しますが、この年齢の人たちは、非常に強い正義感をもつことがあります。あるいは道徳的な観念に対して非常に敏感になったり、あるいは非常にきちょうめんになったりします。一定の習慣とか癖が強くなったりする場合もあります。

こういった一連の事柄は、心の成長として、自分自身をわきまえる、自分自身を知ってそして規定するという面と、それから、主に生物学的な基盤をもっている衝動的な傾向をチェックするということ、さらには急速な身体的な成長にもとづく不安などをチェックするといった目的をもっているものと思われます。物事に対して厳しい態度を示したり、あるいは正義感や道徳観念に敏感になるというのも、本当のところは、彼らが自分自身に対して厳しくなるという面を示しているのでしょう。

その厳しさが適度である場合はよいのですが、あまり強くなり過ぎると、窮屈なきちょうめんさを示すようになったり、癖とか、しつこい習慣になったりします。そのような場合には、外にあらわれた事柄だけを問題にしてもあまり意味がなく、むしろ、なぜそんなことが必要になってきたのか、なぜそういう事柄がいまこの時点で表面に出てくることになったのかということを考えてみるべきでしょう。

モデルを求める

つぎに、この時期では男の子でも女の子でも、発達していく段階の中で自分に見合ったモデルを必要とします。普通はそのモデルに当たる人は親です。男の子は父親、女の子は母親をモデルとして見るわけですが、しかし、親を尊敬するという意識は大体このへんが山で、これから後一定期間は、むしろ親の評価は低くなっていきます。ですから親としては、自分の強い印象を子どもに与えたいと思うならば、この時期がその最後の時に当たるということになります。

男の子が、男のモデルとして父親を必要とする、あるいは父親にかわる人を必要とする反面では、今度は、それまではずっと依存的であった母親から離れていくことが必要になります。少なくとも母親との関係がもう少し違った形のものになることを期待します。しかし、この過程は、なかなか複雑で、むしろうまく進まないことの方が普通なのです。ですから、高学年の後半になってくると、親との関係はだんだんとスムーズさを欠いてくることになります。それにともなって親以外の人との関係は、重要さをだんだんと増してきます。

このとき、大切なのは、親がそういった一連の動きを余裕をもって眺めることができるかどうかです。親としてはいささかさびしい体験になりますが、自分自身昔そうであったのですから、順ぐりにいくだけの話です。

修学旅行が楽しい思い出になりうるというのは、友人たちと一緒になって、親から離れたところに行く、そしてそこでいろいろな事柄を体験するというところにあるのでしょう。そういった場で、自分が自由に、そして自然に、何を感じて、何を考えて、何を行うかという点が大事なのでしょう。親がそばにいていちいち干渉したり、うるさく口をはさむのではなくて、自分の考えで判断して結論をくだすというところに、修学旅行の楽しさがあるのでしょう。

中学生

競争心と仲間意識

中学生の年齢では身体的な発達がさらに急速になってきます。それにともなって第二次性徴の発達もさらにはっきりしてきます。このことは、小学校高学年の人の場合と同様に、いろいろな意味をもつことになります。

自分の身体の発達に自信をもつことができる人は、それだけ他人の助けをかりないで、自分の力で何かを成就しようという気持が強くなります。

自分の力を誇示することを好んだり、あるいはいろいろな自分の実績を細かく記録にとどめておこうとしたりするのも、同じ心理に属するものでしょう。勉強でも趣味に関する事柄でも、あるいはスポーツの成績についてでも、この年齢の人はそれらが自分自身の人間としての評価に直接つながるものとしてうけとめるようです。また自分は自力で何を、どこまでやれるのかということについて、強い関心をもつものです。

また、中学生では特有の性質の競争心をもつもののようです。競争心は人生を通して見られる大きな課題なのですが、中学生の場合は、非常にせっぱつまった性質の競争心で、いまここで負けてしまえばもうすべておしまいだといったたぐいのもののようです。もう一度やり直すとか、別の方法を用いるというような余裕をもつことがむずかしくて、直情的な競争心をもちやすいようです。それだけに、それにもとづく心理的な緊張なり不安は、予想外に緊迫したもので、周りの大人はびっくりさせられます。周りの人からの適切なアドバイスが必要となるゆえんです。

この競争心とは全く逆の仲間意識とか、連帯感というものが、中学生では非常に大切になります。しかしこの場合は、本来的な意味での連帯感、あるいは仲間意識ではないようです。それはむしろ、自分の家族はもうだめだ、信頼するに足りない、自分の家族以外のだれかといい関係をもちたいという気持が、その基底にあるようです。だれもなしでは生きていかれないので、それで、家族がだめなぶんだけ仲間をもちたい、その仲間と連帯感をもちたいということになるようです。ですから、その仲間自体が大切なのではなくて、自分は仲間をもっているという意識のほうが大切なのです。ですから、簡単に「親友」から裏切られて、新しい「親友」が簡単にできたりするわけです。

もっともこれは、この年齢の人が示す臨機応変さ、融通のよさともいえるでしょう。変わり身が早いともいえるでしょうが、しかしそれだけまた、自分自身を何とかして確立したいと熱望している状態とみることもできるでしょう。

自立への夢

中学生では、自立への夢が強くなるという特徴があるように思われます。これは夢という点に力点があるのであって、本当に自立したい、あるいは自立できると思っているのではなく、むしろ自立したいという気持が強くなるのです。そういう意味ではあまり現実的ではなくて、幻想的な意味合いをもっているといえなくもありません。下宿をしたいとか、一人で遠くへ旅に出たいとかといったたぐいです。

しかし同時に、幼い心理状態にいつでも戻りうるのですから厄介です。現実をある程度は認識してのことですから、そう大それたことはできないのです。その分だけ幻想的にならざるをえないのでしょう。

性的な困惑

身体的な成長が急速に進んでいくということは、さきにも述べましたが、それに伴って性的な衝動もだんだんと強くなってきます。それは今日の社会文化的な背景も手伝っていることと思われます。しかし中学生の場合は、この性的な衝動をむしろ忌み嫌って、抑えつけようとする傾向が見られることの方が多いようです。それは反‐性的な態度とでもいうべき状況でしょうか。性的な事情はまだよくわからないもの、無気味なもの、とんでもないもの、などとしてとらえ、困惑の気持を抱くことになったりもするようです。あるいはまた、性的な事柄を嫌らしいもの、汚らしいものというふうに、やや一方的に決めつけて、そういう事柄よりも、むしろ道徳について話すのを好んだり、正義について語ったり、抽象的なものへ傾倒していくようです。

そういった抽象的な事柄への興味というのは、そう考えてみると、理解をこえてよくわからない性的な衝動を抑えるための道具として使われているようです。目的はどうであれ、結果として抽象的な事柄に興味をもつということ自体は結構なことですから、それは歓迎すべき事柄でしょう。ただ、周りの人はこのカラクリを承知しておく必要はあるでしょう。

さらにこのことに関連して、この年齢の人たちの興味の対象が、勉強することであったり、スポーツに熱中することであったり、趣味をもつことであったりするというあらわれ方もします。宇宙に興味をもったり、歴史に興味をもったり、あるいはオカルトに興味をもったりもします。何年か前、オカルトものが流行したことがありました。その時、急激な精神病様状態に一時的に陥る中学生（ことに女子）が多発しました。自分が超能力をもった人間になり、何でもわかってしまう、望み通りのことができてしまうという状態です。

強烈な不安におそわれて、うわ言をいったり、何日も眠らなかったり、何かがみえたりという状態になりました。

中学生の年齢ではまた、男性性と女性性ということが改めて問題になってくるようです。それは、生物学的な衝動を強く感じるようになって、それをどう処理するかという状況と関連しているようです。同性愛的な感情をもつとか、男の子でありながら女性的に振る舞うとか、逆に女の子でありながら男っぽく振る舞うとかいった状況が、しばしば観察されるようになります。こういった事柄は、いわゆる性の同一性に関連した事柄です。つまり、男の子は男の子としてどうあるべきか、自分は男としてどう振る舞うべきかといった事柄です。女性についても同様です。

これは心理的な問題であると同時に、またきわめて現実的な問題でもあります。「性同一性」はこの二つの面を合わせもっているのです。

この時期の人たちがよく、反対の性の服装を身に着けて、ふざけたりすることが観察されます。男の子が女装してみたり、女の子が男の子の服を身に着けてふざけます。これは性的倒錯というほど深刻な状態ではありません。しかし、男の子ならば男の子として、女の子ならば女の子としてのあり方をいろいろ模索している一つのやり方であると考えられます。この問題は、その後もしばらくの間続く課題ではあるのですが、しかし、この時期でまず強く意識され始める事柄です。

身体的なイメージ

また、この年齢の人たちにとって、身体像というものが大きな意味をもつことになります。イメージとして自分の身体がどのようであるかということで、それは現実の身体とは必ずしも一致しないものです。たとえばそんなに太っていないにもかかわらず、本人は非常に太っていると感じたり、あるいは逆に、もうかなりやせているにもかかわらず、もっともっとやせるべきだと感じる場合などがそれです。それが極端になっていくと、最近よく話題になる「摂食障害」というような状態になったりもします。

もともと心と身体とを二つに分けて考えることには無理があります。この二つは互いに密接に関与しているという以上に、元来は一つのものです。一つのものの二つの側面といってもいいかもしれません。身体という具体的で目にみえるものと、心という抽象的なものは重なって一つなのです。この時期にはその身体が急激に変化していくのにつれて、心も同様にゆれ動くことになっていくのは当然といえば当然です。

中学生の時期というのは、小学校と高等学校の間にはさまっていて、激しく揺れ動く時期です。小学生のときに意識された事柄が、より強く、より深く意識されて、その分だけ混乱に陥り、それがある一定の方向を見出すまでは、その落ちつき場所を見つけられないでいるのです。

したがって、中学生の時期に見られる状況は、きわめて流動的で変化に富んでいます。また本人自身の中には、いろいろな矛盾が含まれています。そういった混とんとした状況を本人自身もある程度は意識していて、それをもてあましているのが現状です。しかし、それでもというか、あるいはそれだからこそというべきか、彼らは自分がたどるべき成長の過程を、いろいろな観点から模索し続けていきます。

高校生

高校生にとっての心理的な課題は、中学生のそれとかなり重なる部分があると思われます。しかし中学生の場合よりも高校生の方が、さらに現実性を帯びているというか、現実に即した課題がさらにふえるものと考えられます。

急速な身体的変化

まず大きな課題の一つとしては、身体的な急速な成長ということがあげられます。中学生のときでもそうでしたが、高校生になればなおのこと、身体的な成長は男女ともに非常に急速になります。そしてこの場合、身体的な成長のスピードが、心理的な成長のスピードをはるかに上回るということがみられます。したがって、その両者の間に大きなギャップができ、そのことが彼らにとっては大きな負担となりえます。「身体ばかり大きくてもまるで子どもだね」というせりふはよく聞かれるものですが、それはその間の事情を物語っているわけです。

そして高校生は、子どもの時代の一番最後のところで、身体だけはもう大人のようでも、心理的にはまだ大人といえるにはほど遠いところにあります。子どもと大人の橋渡し的なところにおり、時と場合によっては大人にとられたり、あるいは子どもにとられたりするという複雑な状況の中にいるものと考えられます。

本人としては子どもの最後の時代だから、親に精いっぱい甘えておきたいという気持があるでしょう。しかし状況によっては、大人なんだからということで、一定の期待をかけられるという場合もあるでしょう。本人にとってみると、いずれにしても不都合な状況におかれかねないわけです。

しかし、それを今度は逆手にとって、本人が、もう少し大人的な役割をしなければならない場合に、自分はまだ子どもなんだという言い方をするかもしれず、あるいは本来はまだ未成年であって、大人ではないけれどもあたかも大人であるかのような振る舞いをしようとする場合も出てくるかもしれません。そのときそのときで本人は、その場の状況をどちらかにうまく利用しようということも見られるわけです。

また、身体の特徴が、ただ単に身体的な意味にとどまらず、もっと精神的な、あるいは心理的な意味を含むことがしばしば起こるものと考えられます。たとえば背が高いか低いかとか、色が白いか黒いかとか、あるいはニキビが多いか少ないかというようなことは、ただ単に身体的な意味だけではなく、もっと人格的な意味ですぐれているかどうかというような判断の基準になったりさえすることがあります。

たとえば、背が高く、色が白くて、ニキビが少ないという人は、何か人格的にすぐれた人のように思われたり、逆に、背が低く、色が黒くて、ニキビだらけというと、ひどく劣った人間であるかのように、自ら思ってしまったり、あるいは周りの人びともそう思ったりする場合があります。

身体が非常に小さいから、みんなに負けないようにと思って必死になってがんばってきた、というような言い方をする人に時に出会います。あるいは身体はばかでかいけれども、あれで非常に繊細なところがある人だというような言い方をしたりします。これでは、身体が大きいと繊細な気持をもっていることが、おかしいことか不思議であるかのような言い方です。

このように、身体的なイメージと心理的なイメージが重なったり、あるいは全然かけ離れたものになったりしますが、それは本人のそのときの心理的な状況とか、あるいは本人を取り巻く周囲の状況しだいでそういうことが起こったりするのです。

最近はそれほどでもありませんが、ひところ髪を長くするのがはやった時期があって、そのころは若い人の間で、髪が長いということが何かある特定の心理的な意味合いをもっているかのようでした。髪が長いということで、お互いに連帯感を分かち合うことができたり、ほかのことではうまくいかなくても、その点だけで何か心に通じ合うものを感じることができるというようなことがありました。そのころは高校で長髪を禁止して、髪を短く切れという規則ができたりしました。これは日本ではなくアメリカでの話ですが、学校の命令で長い髪を短く切らされた子どもが、自分の肉体の一部を傷つけられたという理由で学校を訴えたという例がありました。長い髪はもう肉体の一部である、あるいはもっと、長い髪をしているということが、何か心理的な特定の意味をもっている。この場合は、髪を切られるということは、ただ単に長い髪が短くなるということだけではなく、その人の人格が傷つけられるという意味合いをもったのでしょう。

高校生で、まるでわざとのように不潔になったりする人がいます。散髪しないとか、ひげをそらないとか、何日間もふろに入らないとか、下着類をかえないとか、汚れた衣服をずっとかえないまま着ているというようなことです。それは周りから見れば非常に不潔なことですが、しかし本人からみると、何か特定の意味をもっているらしく、それも心理的な意味です。衣服はもちろん身体の一部ではありませんが、しかし不潔か不潔でないかというのは身体的な問題です。それが何か本人にとっては心理的な意味をもっているというわけです。

それとは逆に、極端にきれい好きになるという場合もあります。毎日髪を洗わないと気がすまないとか、手足を年中洗っているとか、トイレに行った後は何度も何度も手を洗うとか、パンツを何枚もはきかえるといったようなことにこだわったりする人がいます。女子では、生理をめぐっていろいろ複雑な心理的な体験をするということがあります。

こういった事柄はすべて、身体的な要素がただ単にそこにとどまることがなくて、ある特定の心理的な意味合いをもつということを示しているものと考えられます。そしてその心理的な意味合いというのは、個々のケースによってさまざまな内容をもったものになるのでしょう。

そこで私たちは、子どもが何か身体的な事柄をめぐっていろいろな言動を示した場合に、ただそのレベルだけで考えないで、もっと深いレベルにまで立ち入った考察をめぐらすことが必要になってくるのです。

かなり以前ですが、身長が低いことを気にして自殺した人がいました。背が低いということが、その人にとっては明らかに身体的な意味合いを越えた事柄であったということになるでしょう。

大学三年生に籍をおくある女子学生が、自分は小学校のときから一番身体が小さかった、それでだれにも負けないようにと思って人一倍一生懸命努力してきた、そしてそのあげくに疲れ果ててついにダウンし、病気になったんだ、と自ら言っていましたが、この人の場合もそういった一つの例といえるでしょう。

つぎに、高校生の年齢では、感覚器官の機能がとくに敏感になるということもみられます。感覚器官でも、とくに聴覚、あるいは触覚です。この二つについては非常に敏感になるようです。音がうるさいとか静かにしてくれといったり、人に触れられたとか触れられそうになったとか、そういう事柄については非常に敏感になります。感覚器官というのはもちろん生物学的な要素ですが、それがたとえば人と人との距離という対人関係の問題ともつながってきます。そういう意味でも、身体的な要素が特別な意味をもってくる時期であるということがいえるでしょう。

自分とは何者か

高校生の年齢で一番大きな問題は、自己の確立、あるいは自我の目覚めともいうべき課題です。自分とは一体何者か、自分には一体何ができるのか、自分にはどういうことが期待されているのか、どんな価値観をもって自分は生きていくべきか、といったような一連の事柄です。これは外国語では「アイデンティティ」という言葉にあたるでしょう。アイデンティティというのは、日本語では自我同一性、あるいは自己同一性という言葉を使うようです。これには少なくとも二つの側面があるようです。

一つはいま述べた一連の事柄で、結局のところ、時間を越えて一体自分とは何かという命題です。きのうの自分ときょうの自分とでは違うというのでは困ります。きのうも、きょうも、あすも、時間を越えて一定の自分というものがちゃんと認識できる。そういう認識が非常に大切なわけで、それが自我同一性の一つの命題です。

そしてもう一つは、そういった自我意識、認識が社会的にも認められているということが必要になります。

自分はこうなんだと自分だけで主張するのではなくて、そういう主張を周りの人も認めてくれているんだという認識をもてるかどうか。この二つのことが自我同一性の確立のためには必要になると考えられます。

しかし、これは人間終生の問題であって、結局のところわれわれは、死ぬまでそういうことは完全には達成できないのかもしれません。その達成のためにこそ私たちの人生があって、みなそれぞれにその目標に向かって必死になって生きているのだといえるでしょう。そして、おそらくもうこれで十分だという時期は、終生来ないのでしょう。それでも、あるいはそれだからこそ、私たちは毎日その努力を続けていくのでしょう。

ところが大人の場合は、毎日の生活があまりにも多忙なものですから、自分とは一体何者かというような疑問を、わざわざ自分に課すということはあまりしません。しないことがよいのではありませんが、そのひまもなく、毎日毎日、ただ追いまくられているというのが実情でしょう。

しかし、高校生の年齢の人は、社会人に比べれば時間があるといえばあるのでしょうが、ある意味ではもっと熱心で、真剣なのでしょう。そしてほとんど四六時中この問題と取り組んでいるのです。彼らにとっては、一体自分とは何者かというのが、最大の関心事といってもよいでしょう。政治がどうあろうと、世の中がどうあろうと、親がどうあろうと、そんなことよりも、一体自分はどう生きればよいのか、何を目標にして生きればよいのかということが、最大の関心事となっているのではないでしょうか。それほどこの年齢では、この問題と正面から取り組んで、一生懸命やっているのです。

高校生から見ると、周りの大人たちは実にいいかげんに見えることでしょう。そういった基本的な、根本的な問題を棚上げにして、計算高い日々を送っている大人の姿を、彼らはむしろ軽蔑して見ているのでしょう。大人はずるいとか、大人はいいかげんであるとか、大人はごまかしてばかりいるとかいう表現を用いるのは、そういう状況を敏感に感じとって、指摘しているのでしょう。

それまでの生活では、何といっても、親が示す価値観に従って生きたのです。しかし、この年齢ではもうそうはいかなくなって、親とは全く関係のない、自分自身のためだけの価値観というものを確立しようとしているのです。しかし、これはかなり抽象的な事柄で、実際問題としては、いうなれば、とりとめもないような事柄です。ですから、具体的にどうするのかということになると、さあ、そこで彼らとしても困惑してしまうのでしょう。

これはまた後章でも述べますが、学校教育の問題とのからみで、本来、基本的にはどうあるべきかという事柄と、それから現実生活の中で要求される事柄との間にかなりのギャップがありますが、そのことを感じざるをえません。そのようなことで、この年齢の人たちは大変苦しむことにもなります。

ことにこの年齢の人たちは、妥協を許さないところがあり、また理想から少しでも遠ざかることはよしとしないという潔癖な側面ももっているので、現実生活の中では、いろいろな困難にぶつからざるをえなくなります。このことも大きな負担になってくることでしょう。

強い性的衝動

また生物学的な問題に戻りますが、この年齢で特徴的に見られる課題として強い性的な衝動にまつわる問題があります。これは、男女や個人でずいぶん差があることでしょうが、少なくとも男の子の場合には、性的な衝動が非常に強くなる時期です。おそらく人生の中で、最もそれが強くなる時期といえるでしょう。それにもかかわらず、あるいはそれだからこそ、彼らは何とか社会生活をうまくやっていく必要にせまられます。

この性的衝動をどうやって処理するのか、ことに今日の特殊な社会的な状況の中で、高校生たちは、そういう強い衝動をどうやってうまく処理するのかということが、非常に大きな課題になってくるといえるでしょう。その処理の方法として、一つには受験勉強に熱中するということがあるのでしょう。受験勉強というものはなかなか苦しいものでしょうが、しかしその苦しさというのは、一つには、強い性的な衝動を抑えるための方便として使われていることにもとづく苦しさであると思われます。

受験勉強をしている人が、雑念がわいて勉強に集中できないという言い方をすることがよくありますが、その雑念というのは、おそらく、多くの場合は性的な衝動を指しているのではないでしょうか。性的な衝動を抑えるために受験勉強をして、その結果、目指す大学に入ることができるということに結びつけば、それはそれなりに結構なわけですが、勉強するための勉強というよりも、性的な衝動を抑えるための勉強ということになると、これはずいぶん苦しいことになるわけです。

受験勉強を夜遅くまでしている子どもさんが、たとえばポルノ雑誌などをそばに置いているというような情景があったとしても、それは必ずしも驚くには当たらないでしょう。

強い性的衝動を抑えるもう一つの方法としては、スポーツであったり、あるいは趣味ということになります。スポーツにはいわゆるしごきというのがあって、ずいぶんと自分の身体を痛めつけるわけです。よく自分をいじめ抜くというような表現が使われたりします。それはスポーツで激しい訓練をすることを意味しているのですが、しかし考えてみると、強い性的な衝動を覚える自分自身をいじめる、痛めつけるという意味合いも含まれているのでしょう。しかし、その結果としてスポーツの技術が進歩すれば、それはそれでよいわけですが、そこには非常な苦しさが伴うということになります。

そう考えてみると、勉強もあまり集中してやれない、スポーツも得意でない、これといって趣味もないといった人の場合は、大変むずかしい状況が起こってきます。何かがむしゃらにアルバイトでもするとか、特別な状況をつくり出さない限りは、性的な衝動のあおりをそのまま食うことになってしまうわけで、そんなことになりはしないかと恐れる高校生たちの心理というものは、なかなか大変な状況であるというべきでしょう。

将来への方針

そして、高校生たちの大きな課題の一つで、これは現在の学校教育のあり方とも大いに関係してくるのですが、将来への具体的な方針を立てねばならないという課題があります。早い人では中学二年生ぐらいで、将来のかなり具体的な方針を立てるべく期待される場合があります。ましてや高校生ぐらいの年齢になると、もう大体、将来をどのへんに見当づけるかということが具体的な問題になってきます。

ところが、高校生当人は人生経験がほとんどないし、社会生活の細かいことについてはほとんどわかりません。そうでありながら、職業選択とか、ある場合には結婚のことまで、かなり具体的な線を決めなければならず、この年齢の人たちを非常な不安に追いやることになると思われます。

高校生ぐらいの年齢で、もうすでに、自分はどういう事柄に向いていそうだという見当がつけられる人は、むしろ例外というべきでしょう。代々家がある一定の職業に従事していて、将来自分もその職業につくことがほぼ確実だというような場合は、むしろ楽でしょう。そうではなくて、どんな事柄でもほとんど自由に選ぶことができるという状況のもとにいる人は、よけい大変かもしれません。自由であるという点ではよいかもしれませんが、それでは、具体的に責任をもって一定の方針を立てられるかどうかということになると、この年齢では多くの場合はむずかしいわけです。

ことにいまの学校教育の中では、いわゆる偏差値という問題があり、いやおうなしに区分けされていきます。本来その人がもっている資質とか、傾向とか、特徴などとは無関係に、ある一定の方向が示されていくというような状況の中では、この年齢の人たちが非常な不安を体験することになっても、不思議ではありません。

子ども時代の総括

また、将来に向けての視点ばかりを問題にしているとは限らない状況であるというのがこの年齢の特徴でもあり、もはや戻ることのない子どもの時代に向かっても、やはり目が向いています。いうなれば、これまでの子ども時代の総括であるとか、反省であるとか、仕上げであるとか、修正を加えようというような気持も、また同時に存在しているのです。今日、自分がある一定の状況にあるのは、自分のいままでの生活体験がかくかくしかじかのものであったからであるという反省に立って、それでは遅ればせながらでも、何か修正を加えねばならないという気持にもなったりするのです。

それは時としては、将来を見ることによる不安から逃れるために、むしろ過去の方を向いてしまうという場合もあるでしょう。あるいは将来に対する不安があまりにも強いため、身体的な状況の中に逃げ込んでしまう人もいます。それは、たまたまこの年齢では、身体的な変化が非常に急激に起こってくるものですから、そこで何らかの意味でのアンバランスが起こって、身体的な面に目を注ぐことにより、将来に対する不安を何とかすりかえてしまおうとする心理が働いたりすることがあるからです。

このように、高校生の年齢では、どれ一つとってみても、非常に大きな課題を体験していることになります。実際にはこれが、高校生にとってのみの課題とは限らず、実は大人にとっても同じような課題が、その後もずっと続いてはいるのです。そして、ほとんどの大人は、こういった課題を完全に解決しないままで、日々を送っています。

そうなると、大人の目から見ると、こういった課題で悩んでいる高校生ぐらいの人たちというのは、非常に刺激的な存在になります。もし大人が被害的になれば、子どもは自分たち大人を告発するために、あるいは何らかの警告を発するために、こういった問題と闘っているのだというように解釈されないとも限りません。それほどに、こういった問題で悩んでいる高校生たちは、大人にとっては刺激的な存在になる場合もあります。しかし高校生側からみれば、別に大人を刺激しようとしているわけではありません。彼らなりに真摯に生きようとしているのです。

そこで、高校生ぐらいの年齢の人たちは、大人からみて煙たい存在であるし、また高校生たちは大人のことを、どうも信用ならないというように見がちになっていくわけです。

彼らからみて、自分たちが生きていく上での何か強いモデルになる人を一生懸命探している状況でありながら、現実には、その大人との間がしっくりいかないという面でも、また大きな心理的な負担となって彼らにのしかかっているのです。

思春期の子と親

私たちは多くの場合、中年になってから、一体自分はいままで何のために生きてきたのだろうか、いままで何をしてきたのだろうか、という問題にもう一度立ち戻るものです。思春期の子をもつ親は、年齢的にいってちょうど中年くらいになっています。ですから、思春期の子と中年の人、つまり親子が同じ課題で悩むことになります。思春期の問題というのは、そういった意味でもむずかしいことになります。

そこで、思春期の子どもの治療の場合には、必ず親の治療も同時にやらなくてはなりません。多くの場合、親はアイデンティティの問題についてほとんど解決しないままに、年齢だけは大人になってしまっているのです。そして自分の子どもが思春期に至って、その問題と必死になって闘っている姿をみて、自分の未解決のところを触発されることになります。古傷を逆なでされるのです。そこで、親の方が躍起になって、混乱に陥ったりします。

親の生き方への批判

考えてみますと、今ここでとりあげた問題に似たような事柄が、また最晩年に至ってくり返されるのではないでしょうか。つまり、もう人生最後の時を迎えて、ふと自分の人生は何だったんだろうかということを、いま一度考えるのではないでしょうか。

それまでの間は、いろいろなことで忙しく、毎日のことに追いまくられているのでしょう。そしてそのおかげで一応、健康でいられる。しかし、時がきて、それまで棚上げにしてあった問題に正面から取り組まねばならなくなる。そしてその問題のあまりの大きさに圧倒されてしまうような事態も起こりかねません。

中高年にうつ病が多いということが言われるのは、このことと関連があるのかもしれません。中高年の年齢になって、何て自分はだめな人生を送ってきたのだろうか、自分はどんな役に立ってきたというのだろうか、と考えるのです。定年退職した後、仕事がなくなって、生活の中にポカッと穴があいてしまう。それで、一体自分は人生において何をしてきたのだろうかということを改めて深く考えてしまうのでしょう。

これを逆にいうと、アイデンティティの問題をめぐって悩んでいる高校生たちというのは、深く考えることをせずに時を過ごしてきた大人たちに警告を発していることになるのです。もっとしっかりして下さい、もっと真剣に人生を生きて下さい、もっといいお手本を示して下さい、といっていることになるのでしょう。

そのようなわけで、高校生の年齢にあたる人たちは、それなりにまた深刻な課題に直面しながら日々の生活を送っていて、なかなかに大変です。自分自身を確立しようとする過程の中で、親が示す価値観にきびしい挑戦を試みたり、その結果として起こってくる新しい課題や困難にぶつかることになります。その挑戦の相手である大人からいろいろな支援や指図や指導を必要としているのですから、彼らの行動の中には種々の矛盾する点もみられます。それでもなおかつ、大人から認められたい、受け入れてもらいたいという希求もこめられているのです。思春期の人、あるいは高校生の年齢の人びとにとってのこれらの課題は、あまりにも過大で重すぎるために、年齢的にはもはや青年期をこえて成人の域に達していても、一向にその解決のきざしさえみえず、心理的にいえば、いつまでも思春期にいるようにみえる人びとがいます。身体的にいえば、ごく早期に思春期に入って、心理的にいえばいつまでたっても、思春期を卒業できないというわけです。こういう人びとをさして、「モラトリアム人間」という表現をします。

モラトリアムというのは、もとは法律学的な用語で、非常緊急の場合、一定の期間、法令によって一切の支払いを中止したり、延期したりすることをさしています。この場合は、社会的な責任を十分に果たすことから、しばらくは猶予されている人びとをさすことになるでしょうか。つまり、身体だけは大人であっても、心理的にはまだ未熟であるということでしょう。思春期に遭遇し、ある程度の解決をみるべき課題が、まだしばらくの間は猶予されているような状態をさすわけです。ことほどさように、この時期の課題は難問であるということになるのです。

まとめ

さて、この章では私たちがこの世に生をうけてから、だんだんと成長してゆき、小学校・中学校をへて高校を終えるくらいまでの年齢で、どうしても直面しなければならない心理的な課題、ないし葛藤について考えました。

すでにくり返し述べたように、私たちはこうして年代を追って順々に押しよせてくる心理的な葛藤との戦いに明け暮れています。好むと好まざるとにかかわらず、それぞれの年齢で特徴的にみられるこれらの課題ないし葛藤は、その多くがその年齢の人にとって過大なものです。どれひとつとして楽なものはありません。人はどんなに努力しようと、よほどの幸運に恵まれない限り、これらの課題をうまくこなすことはできません。でももちろん人は誰でも、自分に与えられた状況の中で最善をつくします。これらの葛藤をなんとか処理しようとし、また課題をなんとかこなそうとして、あらゆる努力をするのです。その努力のあり方、方向、内容、成功する部分と成功しない部分、犠牲を払う部分と払わない部分、周りからの助けをうまく利用できる部分とできない部分——これらがすなわち、私たちの人生を形づくっているといっても過言ではありません。どんなに努力してみても、結局のところは、積み残した部分が出てきます。それも私たちの人生の一部をなします。ごく例外的に、これらの事柄がうまく運ぶ人もいるでしょう。その人というのは、ごくまれにしか存在しない、いわゆる人格者というわけでしょう。しかしそれはあくまでも例外であって、一般にはあちこちが不出来なままであるのが通例です。

そうなってきますと、私たちは、あの人はどうの、この人はああのといって、けなし合ったり、足をひっぱりっこしたりするのではなく、もっと冷静になって、まず自らをよく振り返ってみることが肝要です。誰も彼もが完全ではないのだということですから、自分自身の場合には、一体どこが、どんなふうに、どうして、どの程度に不完全なのかをよく知るべきでしょう。むろんこれは至難のわざです。誰でも自分の欠点をことさらにあばきたくはないからです。しかし、それを他人の眼にさらすためではなく、自分で自分をよく知るために、心の中の作業として、自らを振り返り、反省することは大切です。そしてその際に、その作業をどのように進めるのかは、工夫を要するでしょう。

日常生活の中で具体的に問題になってくる事柄について考えをめぐらすのも一方法です。問題をもって悩んでいる知人の姿をみていて、それを一つのよすがとしてわが身に置きかえ、いろいろと考えをめぐらすことも可能です。成長しつつある子どもたちのいろいろな姿をみていて、そして自分の場合の成長の課題との戦いを静かに振り返ってみるのも、また一方法でしょう。そこには必ずや未解決の問題がひそんでいるからです。

すでに述べましたが、心の成長は終わることなく終生つづくものです。もうこれで完全だというようなことはついぞないのです。そう思えば大変でもありますが、また同時に、まあそんなものか、そうあせることもないな、という心境にもなりましょう。希望をすてることなく、お互いに助け合うことがなかんずく大切になるゆえんです。

第六章　子どもの遊びの意味

子どもの遊びといっても、年齢によってその意味はかなり違ってきます。ここでは、かなり幼い年齢の人たちの遊びを頭に置いて考えてみたいと思います。就学前の子ども、あるいは小学校低学年ぐらいの年齢の子どもたちの遊びの意味としては、どんなことが考えられるでしょうか。

欲望の充足

まず一番目に、遊びには、欲望充足、あるいは現実をめぐっての空想という意味が考えられます。年齢が幼ければ幼いほど、現実生活の中では、望んでも許されないような、あるいは実現不可能な、いろいろな欲望を彼らはもちます。そして、そういった欲望を、遊びを通して果たそうとします。たとえば物を破壊したいという欲望があります。これは別に幼い子どもに限らず、大人でもあるでしょう。破壊したい欲望は人間にとって本来的なものであるという考え方もあるほど、それは人間にとって普遍的な性質をもったものといえましょう。それとは別に、いろいろな状況のもとでもそれは起こってきます。しかし実際には、そうめったやたらに物を破壊するわけにはいきません。そこで、破壊してもいいような物を選んで、それをこわし、遊びとしてそれを発散します。適当な物を選んで、それをたたき、ふみつけ、なげつけたりするのです。そういう意識をもって破壊している限りは、安全にそれは行われます。

空想をめぐらす遊びもいろいろあります。たとえばお人形や、お人形の家などを使って遊んでいる時、自分の生活における実際の人物や事柄をその中に取り入れます。お人形に、お父さんならお父さん、お兄さんならお兄さんの名前をつけて、それで戦争のようなことをしたり、けんかのような状況をつくったりして遊ぶということがあります。現実の自分の不遇な立場を遊びの中に取り入れて、そこでさまざまな空想を自由にかけめぐらすのです。あるいは、現実の生活の中で体験することを余儀なくさせられているいろいろな苦痛があります。それから逃れたいと切望しても現実にはそれが許されない。そうなると、遊びの中で自分をそれになれさせて、何とかその苦痛をやわらげようとするのです。あるいはまた、そういう状況についていろいろな空想をめぐらせることによって、何とか少しでも自分を慰めようとするのです。

これは、遊びといっても、かなり現実と結びついていて、そのことは子ども本人にもかなりの程度に意識されていることもあります。しかし多くの場合は、そのことが意識されないままです。ただ周りでそれを見ている人にとっては、その意味がそれとして理解されやすいものでしょう。

征服欲

二番目には、征服欲の満足という意味が考えられます。何かを征服したい、お山の大将になりたい、自分は力のある人間になりたいということを望んだとしても、現実にはそれはできない相談ですし、自分にはそんな力もありません。そうなると、遊びでそういう状況をくり返しつくって、その中である特定の事柄を征服したという満足感を得ようとするのです。やがては、現実の生活の中でもそういう征服感を満足させられるような自分になれるように、みずから訓練しようという意味合いも含まれてくるのです。

能動性への移行

三番目には、受動性から能動性への移行という意味です。子どもは、実際生活の中では、大人からいろいろな指図を受けて、常に受け身の立場にいます。しかし、遊びの中ではそうではない立場に立てます。自分で計画して、自分で指揮をとって、自分で決断して、自分で実行に移すことができるのです。受け身の立場から、能動的で自主的な立場に移っていくことができる。遊びの中にはそういう意味が含まれてくるのです。

現実逃避

四番目には、現実逃避という意味が考えられます。現実の生活の中では、その時その時の状況から、ずいぶん不遇な立場に子どもは置かれます。どうにもがまんならないような、不当な状況の中に追い込まれることがしばしば起こります。そういう中で、たとえ一時的にではあっても、遊びという仮の生活の中で、そういう現実から逃れて、自らをいやすことができ、不安とか、緊張とか、怒りとか、さびしさから、一時的にでも解放されます。これは一種の生活の知恵というべきでしょうか。遊びはそういう意味合いをもっているものと考えられます。

コミュニケーションの道具

五番目として考えられるのは、遊びが一種のコミュニケーションの道具になるということです。遊びという形を通して、いろいろな相手との意思の疎通を図る。親なら親に向かって、遊びを通して、言外に、ある一定の希望を告げたりすることができる。言葉としては言えなくても、遊びとしてならば言うことができる。そのようなことが、遊びの中では可能になるので、私たちが普通に使う言語というものは必ずしも必要ではありません。国籍の違う子どもたちが、言葉が通じないままに一定の遊びをともにすることができるというようなことが見られるゆえんです。

学　習

六番目には、遊びといっても、その中には教育的な面も合わせて存在しうるということです。子どもは遊びを通して物事を学んでいきますが、ただ単なるおもしろおかしい体験として遊びをとらえるのではなくて、ある一定の事柄を学びとっていく方法として遊びがあります。そうやって成長の過程をすすんでいくのです。

項目的に並べてみると、遊びの意味というのは、以上に述べたような事柄になるのでしょうが、しかし、遊びの機能、あるいは目的を考えてみると、次のように言いかえることも可能でしょう。

遊びは子どもがもっている学習への強い希望であって、その学習能力を自ら試すチャンスにもなるということです。自分自身を試したり、あるいはほかの人びととの関係のあり方を模索するための方法にもなるのです。

子どもの年齢に応じて遊びの内容もどんどん変わっていくのですが、成長していくどの段階においても、子どもは、自分の内的な変化の意味を探る方策として遊びを用いるということもあると思われます。

遊びが時として、その場ではどうしようもないような種類の不安とか、怒りとか、さびしさなどを処理する方法になることがあることは先にも述べましたが、そんな場合には、遊びがやや魔術的な、あるいは願望的な意味合いをもつことになります。子どもは、それが魔術的であり、願望的であることはよく承知していても、なおかつそういう遊びをするのです。

いままで述べたような事柄すべてを子どもは周りの人たちに伝えて、それを分かってもらいたいという意味でのコミュニケーションの方法として遊びを用いているということも、また考えられます。そういったコミュニケーションを用いて、一定の事柄を相手に伝える、そしてそれが相手に伝わった、そういった満足感あるいは安心感を得るということにもなるでしょう。

しかし、そのように理屈を並べてみても、結局遊びの中には、単純におもしろいとか、楽しいという要素ももちろんあるので、その場合には単純に、理屈なしにおもしろいということがとくに大切になるわけでしょう。いちいち理屈で説明して、これこれだからおもしろいというのでは、本当のおもしろさにはなりません。理屈を越えた楽しさがあるというのが、遊びの一つの特徴になるのではないかと思われます。

また、遊びの目的、あるいは機能として、自分と自分以外のもの、あるいは自分と世界との関係やかかわり合いのぐあいを知ろうとして、遊びを用いるという考え方もまた可能でしょう。そう考えますと、遊びは子どもの心の中での出来事であることを越えて、外界に向かって、無限にひろがっていく可能性をもっていることが知られるのです。

第七章　今日の社会

今日の社会といっても、ここでは、精神科の臨床からみた社会のあり方という観点にしぼって考えてみたいと思います。社会学者とか、文化人類学者からみた社会については、またいろいろなことがいえるのでしょうが、精神科の臨床から今日の社会を眺めてみると、それなりにまたいろいろなことがみえてくるように思います。

精神科で扱う病気といわれる状態の中には、その時点での社会的な状況との関連においてそれが理解されるというものがしばしばあります。精神科でいう病気とはどういうものを指すのかは、なかなかむずかしい問題です。時代や社会が変われば、病気といわれる状態もさまざまに変わりますし、世代が変われば、また病気といわれる状態も変わっていくので、どうしても社会のあり方と病気のあり方というのは、流動的な関係をもっているように思えてなりません。

そこで、まず最近の日本の社会で見られるいくつかの、社会文化的な要素について考えてみたいと思います。

価値観の多様化

今日は、価値観の多様化の時代だといわれます。つまり、人は、自分が信じる価値観に従って生きればいいんだ、人はそれぞれ固有の価値観をもって生きればいいんだということになっています。一昔前はそうではなくて、いわゆるお上から一定の価値観がはっきりと示され、国民すべてがその価値観に従って生きるしかなかったわけです。その価値観に対して疑問をもつことは絶対に許されず、もしそうすれば、その人は牢屋に入ったり、死んだりするしかなかったのです。それはある意味ではひどい時代であったという言い方も成り立つでしょうが、しかしまた別の見方からすると、楽な時代であったともいえるかもしれません。というのは、価値観などというしちめんどうくさいことを、自分で考えなくてもすんだからです。

しかし、民主主義の今日では、人はだれでも、自分自身に見合った価値観を探し求めていきます。そして、それに従って生きていく権利があるということになったわけです。自分自身に見合った価値観がもし簡単に見つかるものであるならば、あるいは簡単に準備されるものであるならば、それは非常に楽でしょうし、便利でしょうが、実際にはもちろんそうではありません。

今日ではいろいろな価値観が同時に存在しています。一見したところ、どの価値観もすべてもっともなものに見えます。言葉をかえると、あれもこれももっともで、本当の決め手になるものがない状態といえるでしょう。

そうなってくると、価値観の多様化という大変響きのいい言葉は、実は、私たちにいろいろな可能性を示したというよりは、むしろ混乱を来たしたといった方が適当かもしれません。あちらの価値観もこちらの価値観も一応もっともだということになれば、いきおい人びとは、毎日の生活の中で右往左往することになりかねません。バスに乗りおくれまいとしてあわてる人のように、きょうの価値観に乗りおくれないように、あすの価値観に乗りおくれないように、と言って走り回ることになりかねません。

自分がそういう状況に陥っているということにきちんと気がついていればまだしも、そのことさえ認識されないで、ただひたすら混乱の中に陥ったままでいる人が、今日いかにも多過ぎるのではないでしょうか。

いまの日本の社会には、物資が満ちあふれています。次から次へと新しいものが出てきたり、新しい流行が後を追って出てくるような中で、決め手になるものがなかなか見つかりません。長期的な展望をもつということも困難になって、近視眼的で、短絡的な動きを示す人があまりにも多いといえるのではないでしょうか。

社会全体の流れを長い目で、あるいは大きな目で眺めるというのではなくて、自分の身の回りのことだけを、そして自分の利益だけを考えて、その場限りの判断をくだすような風潮がかなり一般的であるように思います。このことを指して価値観の多様化の時代というとすると、これは言葉の定義の問題を最初から考え直す必要があるかもしれません。

自分の価値観を追い求めればよいと言いながら、実は全くの利己主義で、他人のことを考えなかったり、自分の利益の追及のためには、多少法に触れることをしても、あえて顧みないという風潮さえみられるようになってきているようです。

毎日の新聞を見ると、そういったたぐいの事件は後を絶ちません。そういう事件では政治家でも、医者でも、法律関係の人でも、教師でも、その他、社会的に責任のある立場にありながら、全く利己的な行為に出て、それについての反省がありません。むしろ開き直って、かえって相手を責めるといったような事件が、毎日、新聞をにぎわせているというのが今日の状態です。

一体、なぜこんな状態が展開されることになってきたのでしょうか。一つには、文明の進歩を単純に信じて、それだけを目的として突き進んできた人類の歴史が指摘されると思います。過去何十年か、人びとはより便利なもの、より速いもの、よりよいものを目指して、いろいろな努力を重ねてきました。そしてその結果、ある意味では私たちの生活は豊かになったといえるのでしょう。しかしその結果として、私たちは大切なものを失ってきたような気がします。たとえば自然そのものです。機械文明の進歩とともに空気や水が汚れて、いろいろな形で自然が破壊されてきました。

従来はよりよいものを求める、より便利なものを求めるという単純な選択で進んできたわけですが、いまここに至って、その要素は大きく変わったように思われます。より便利なものや、より速いものをもつことは、ある意味ではよいことです。しかし、きれいな空気とか、きれいな水をもつということも、またよりよいことです。

私たちはいま、二つのよりよいもののうちのどちらかを選ぶという状況に立ち至っています。つまり、より便利なものとか、よりよいものを選ぶのか、あるいはよりきれいな空気を選ぶのか、よりきれいな水を選ぶのか。もし、よい空気や水を選ぶとなれば、より便利なものやよりよいものは、あきらめねばならないかもしれません。あるいはまたその逆です。つまり、よいとか悪いとかという判断の基準が、従来とは一変したということです。それが先述した価値観の多様化という問題とあいまって、私たちの生活は、より一層の混乱の中に陥っているように思われます。何が本当に価値があるのか、何が本当に大切なのか、何が本当に本物なのかということが、大変わかりにくくなっている時代であるということが少なくともいえそうです。

価値の基準

人間の存在についても、本当の意味でよいもの、本当の意味で価値あるものの基準が、混乱しているのではないでしょうか。どういう人が社会に役に立ち、どういう人たちが人間の役に立ち、どういう人たちが本当の意味でいい人なのか、その基準は何なのか、そういうことが大変混乱している時代のように思えてなりません。

圧倒的な物質主義の前に、精神主義は影をひそめてしまって、精神的なものについての価値判断がうやむやになってしまっています。そういう状況の中では、一見いわゆる病気のように見える人たちは、本当の意味で病気なのかどうか、本当の意味では何を言わんとしているのか、これはそう簡単な問題ではないように思えるのです。

つまり、今日の社会では、人間のあり方が根本的に不分明になっています。ひどく混乱している状況の中で、そのこと自身を真剣に取りあげて、そして問題提起をしている人が、いわゆる病気だと言われる場合も多々あるものと思われます。人間の生き方について基本的で本質的な問題は棚上げにして、そのときそのときの流れに応じてうまく生きているのが、いわゆる健康な人ということになっているのかもしれません。本来は当然疑問視すべき問題を、見て見ぬふりをして、その場限りの生き方をしていくような人が、いわゆる健康な人ということになっているのかもしれません。

人類が進むべき方向をめぐっての混乱について憂慮するあまり、当座の生活に熱中することが困難になっている人を指して、いわゆる病気というのかもしれません。

家庭の崩壊

つぎに、今日では核家族化が進んでいるといわれます。一昔前のように、大家族が一軒の家に住むのではなくて、夫婦だけ、あるいは夫婦とその子どもだけの単位が一家をなすという生活の様式です。これはもちろん、経済的な繁栄という背景があって可能になってきた現象なのでしょうが、しかし、この核家族化というものも、よく見てみると、実際のところ、家庭の崩壊につながっている場合が少なからずあるのではないでしょうか。

これは今日の日本の社会構造のあり方とも関係するのでしょうが、一般に父親は家庭よりも会社優先、あるいは仕事を優先していることが多いようです。そうなると核家族の場合、いきおい家庭には父親が不在になります。社会全体を導いていく大きな基本的な方針が見当たらないのと同じように、家庭においても、その家庭の基本的な大きな方針を提示すべき父親が存在しないという、並行した状況が観察されるわけです。社会文化的な観点からして社会が大きな混乱に陥っているように、家庭も、一定の方針を確立できないでいるという意味では、混乱していることになります。

そもそも家庭というものは、従来、いくつかの役割を果たしていたものと思われます。たとえば、家庭というのは、生産の場であり、学習の場であったと思います。さらに家庭というものは、憩いを分かち合う場でもありました。さらには家庭というものは、その社会がもっている文化を継承していく最小の単位であったと思います。しかし今日では、社会全体のあり方、あるいは家庭のあり方からして、そういった従来の家庭の機能が、ほとんどすべて失われたかのように見えます。

子どもの成長を考えてみると、その成長の場は、少なくとも三つ考えられます。一つは家庭であり、もう一つは学校です。そして、さらに地域社会が考えられます。学校の問題はまた後で述べますが、家庭も、地域社会も、そういう意味では、子どもの成長をどの程度助けることになっているでしょうか。子どもの目から見ると、社会全体を見ても、家庭のあり方を見ても、大人はみんな勝手なことをしている。なすべきことを知らずに、責任をとろうともしない。進むべき方向もわからなければ、みずからについて反省することもほとんどない。そういう状況の中では、子どもはなかなか健康には育ちにくいはずです。

社会文化的な諸要素

子どもは、その時代がかかえている問題について、非常に敏感であるといわれます。その時代がもっている問題点や矛盾点を敏感に感じとって、それを彼らなりの方法で周りに伝えようとします。大人たちは自分たちの生活に追われていて、自分たちのあり方について内省することはなかなか困難なわけですが、子どもの場合には、直接そういう生活の中に入っていないだけ、敏感にいろいろな事柄を感じとることができるのでしょう。

また今日の社会を考えてみると、よく世界が狭くなったということがいわれます。いわゆる文明の進歩のおかげで、国際的な交流が、非常に盛んになりました。その結果、いろいろな国々の文化や価値観が、自由に、交互に流入することになります。このような国際的な交流を通して、人びとが多くのことを学んだのは確かなことでしょう。しかしそれと同じくらいに、さまざまな混乱が生じたということも、また考えられます。

もちろん、外国のいろいろな様子を見て、わが身を振り返るということはあるのでしょうが、そしてその結果、自分自身のことがよりよく理解されるという場合もないわけではありませんが、それはしかし、ある程度自分というものがしっかり把握された上でのことであって、自分自身の中にすでにある混乱が存在している場合には、その混乱がなおのこと増長されるという場合も考えられなくはありません。

たとえば、会社員が、会社の命令で一定期間海外に出張する。そして家族もともに海外生活をして新しい文化に接する。そして一定期間の後にまた日本に帰ってくる。このような状況は最近しばしば見られますが、そういう中で異文化に接することによって、かえって自分の中の混乱が誘発されるという場合がしばしば見られます。

今日の日本は、ある面からすると非常に繁栄していて、ある意味では進歩した社会になったのかもしれませんが、しかし精神的な面、あるいは人間関係の面から見て、相当な混乱を体験しつつあるという指摘も十分可能なのではないかと思われます。

つぎに、社会文化的な要素の一つとして、女性の地位の向上や社会進出という問題があります。女性が社会的にどんどん進出していって、男性と同等の立場で社会生活を営んでいくという現象です。このことは、よい悪いを越えて、むしろ歴史的な流れで、当然起こってくることと思います。そして今後もこの傾向は、さらに強化されていくでしょう。

しかし、この問題は、家庭生活のあり方、あるいは子どもの成長という面から見ると、なかなか複雑な要素を含んでいます。子どもは、年齢が低ければ低いほど、親、ことに母親に依存します。これは、他の動物と違って、人間には非常に特徴的なことです。極言すれば、幼い子どもは、お母さんからの愛情なしには育つことができません。

しかし、現実生活では、母親はもはや母親であるだけではなくて、その他いくつかの役割を同時に果たしているという場合が、だんだんとふえつつあります。その結果として、ゼロ歳児保育をはじめとして、乳幼児の保育園が急速にふえています。人間の成長にとって最も基本になるべき家庭生活あるいは親との関係が、以前に比べれば、だんだんと希薄になってきているという面は否めません。

もちろん、子どもが親といる時間がただ長ければよいというだけのものではなくて、その内容なり質が問題になるという指摘は確かですが、実はそのことも最近はだんだんと問題になってきている場合がふえているのではないでしょうか。それは、今日の社会が進歩していく上での、当然の帰結であるといえばいえなくもありませんが、子どもにとっての現実は厳しいものになりつつあるということも、また事実といわねばなりません。

つぎに、社会文化的現象として、大昔いわれた「下克上」とでもいうべき現象がひろく一般に見られるように思われます。つまり、社会構造の中で、力関係が、必ずしも一昔前のように、上位の者が強いということになっていないように思われます。ある意味では、社会的に虐げられている人びとが、実は世の中を根底から揺り動かす運動になっているという状況が見られるようです。

たとえば公害訴訟問題であるとか、裁判のやり直しの問題であるとか、あるいはずっと卑近な例になると、中学校などで見られる校内暴力の問題などで、力がない者と目されていた人たちが、集団で一致団結して事に当たって、ある一定の力を発揮するという現象があちこちで見られるようになってきています。中学生が教師を殴る、生徒が校長先生を責める、あるいは子どもが親に乱暴を働くといった現象と、いま述べた社会一般に見られる状況とは、必ずしも無関係ではないように思えるのです。

結局のところ、今日の社会では、単純に、一方的に、よいとか悪いとか、単純に、一方的に、強いとか弱いとか、単純に、一方的に、価値があるとかないとかとは言い切れない状況があちこちに見られるということが指摘されます。

家族のあり方

核家族の崩壊ということについては、すでに少し触れましたが、家族のあり方をもう少し詳しく眺めてみることにします。

家族というものは、いろいろな結びつき方をして一つの集団をなしています。家族はまた、家族という一つの単位としての特異性をもっているはずです。一つの単位としての特異性もまた、いくつかの対になる要素に分けられると思います。

たとえば、**独自性と極端さ**という対になる要素があります。家族というものは、家族としての独自性をもっていなければなりません。独自性をもっているからこそ、ある一つの家族は、別の家族から区別されるわけです。それはちょうど私たちがそれぞれ違った顔形をもっていて、個人個人が区別されるのに似ています。それぞれの家族は、独自性という顔をもっているのです。独自性をもつということは当然のことであるし、必要なことではあるのですが、しかしそれがあまりにも極端になると、単なる独自性というわけにはいきません。ですから、家族が家族として存在するためには、独自性をもたねばなりませんが、しかしそれがあまりにも極端にならないように、その両者の間でちょうどよいバランスを保っていなければなりません。

また、家族は統合性と孤立化という対になる要素をもっています。家族というものは、一つの家族としてのまとまりをもっていることが必要です。まとまりがなければ家族とはいえません。まとまりをもっていることは必要ですが、しかしあまりにもそのまとまりが強過ぎると、今度はその社会の中で、その家庭は孤立化することになります。したがって、家族というものは、統合性をもってはいても、社会の中で孤立化してしまうほどであってはならないのです。統合性はもってはいるが、孤立化するところまではいかないという、ちょうどよいバランスを保っていることが必要になります。

また家族は、親密さと過干渉という、対になる要素をもっています。家族というものは、お互いに緊密な関係をもちます。お互いに親密な関係をもっているのが家族です。それがなければ家族とはいえません。しかし、家族がお互いに過干渉であったり、過保護であっても、困ります。緊密であり、親密ではあるけれど、しかし過保護にはならない、過干渉にはならないという、ちょうどよいバランスが必要になります。

そして家族には、お互いに成長を促すという点と依存し合うという、対になる要素があります。家族というものは、お互いにお互いの成長を促すようなやりとりをもつ必要があります。また、そういうものが家族であるといえるでしょう。しかし、ただ成長を促し合うだけでは、味わいのない、憩いのない家庭です。家庭には、依存し合うとか、憩うことができるとか、お互いに退行を許し合うという雰囲気も必要です。どちらにも傾き過ぎるということはできません。その両者がほどよいところでバランスを保っている必要があります。

そして最後に、家族には、各人の個性や自主性を認め合うということと、助け合い、支え合うということ、この対になる要素があると思われます。親子きょうだいといえども、それぞれ独立した個人ですし、それぞれに自主性をもっています。お互いに各人の個性を認め合うということがなければなりません。しかし、家族は他人ではないのですから、お互いに助け合うとか、理解し合うとか、支え合うということがなければなりません。この両者がちょうどよいバランスを保っているということが、同じく要求されるわけです。

このように考えてくると、家族というものは、対になるいくつかの要素を合わせもっていることが必要になります。しかし、現実の問題として、こんなにもいくつかの要素がちょうどよいバランスを保って存在するということは、まず不可能です。外見にはどんなふうに見えようと、家族の中にはいろいろな問題がひそんでいて、いま述べたような対になるいろいろな要素が、各家族員それぞれにとって理想的な形で準備されるということは考えられません。もしこういった要素が理想的な状況で準備されるとするならば、それは瞬間的なことにしかすぎず、どこかを立てれば、どちらかが立ちません。

家庭というものは決して安全な、安楽・太平な場所ではなく、むしろ、激しい闘いの場であるといっても言い過ぎではないくらいです。家族員それぞれは一人一人必死に生きようとしているのです。人は家庭の中に生まれて育つわけですが、そういう中で、何らの傷も受けずに、理想的に育っていくということは、とうてい考えられません。

しかし、家庭の中で傷ついたからといって、それでその人の運命が決まってしまうとか、いいことが何も期待できないというわけでは決してありません。家庭という最も緊密な関係をもつ対人関係の中においてさえ、人びとは傷つくということを幼いときから身をもって体験する、それが人生であるという実感を、ごく早い時期に身につけることになるわけです。それは、人間に運命づけられた生き方といってもよいでしょう。人間の成長を考えるときに、そういう認識から出発することは非常に大切だと思います。

親と子の関係についても、いくつかの観察が可能です。親が昔、自ら果たせなかった夢の代償を子どもに期待するということがあります。これは人情としては、よく理解できるところです。しかし、ひょっとして子どもの側からすると、親のこれらの期待は大変迷惑なものかもしれません。

親といっても、昔は子どもだったわけです。そして自分の親との関係というものがあったはずです。そしてその中で、自分の親に対して、ある一定の気持をもったに違いありません。そしていま現在、自分の子どもが自分に対して、昔、自分が体験したと同じような気持をこちらに向けているというように考えてしまう場合もあるでしょう。そのために、親が子どもに対して、一種の被害的な気持になるという場合も考えられます。

世代を超えた葛藤という問題も考えられます。元来、自分と自分の親との間で解決することがなかった葛藤を、いま現在ももっていて、それが従来は表面化することがなかったのに、いま自分と自分の子どもとの間で、その葛藤自体が表面にあらわれてくるということが観察されるという場合もあります。本来は、自分の親に向かって言いたかったこと、そして言えなかったことを、いま自分の子どもが自分に向かって述べているような状況が展開されるのです。

家族の問題としてさらに、本来は**夫婦の間の問題**であるにもかかわらず、それが特定の親子の問題として展開されてくるという場合もあります。子どもが片一方の親の代行をしているわけです。このように、家族というものは、ある意味では社会の縮図のようなもので、いろいろな要素が、社会的な状況を背景として展開されていきます。そして、いやでもおうでも子どもはその中で成長していくわけです。

そういう視点から眺めてみて初めて、家庭の中の問題の性格が、よりよく理解される場合があるのです。

以上みてきましたように、今日の社会には実にさまざまな現象・状況・条件・要素が観察されます。そしてそれらは、子どもの成長、家庭のあり方、親子の関係、個々の人の生き方などに大きな影響を与えているものと考えられます。大きな影響を与えているといっても、もちろんそれは一方的なかかわりをする性質のものではなく、相互扶助的、相補的な様相がそこに展開されているというべきでしょう。したがって、ただ単純に、どこそこに原因があるとか、誰かに直接の責任があるとか、あるいはただ漠然と社会がわるい、といったような事柄ではありません。実際には非常に複雑なかかわりあい方があるのです。それだけに、たとえば、社会文化的な要素と精神科臨床でみられる現象とを一本の線で結んで、因果関係を云々するのは早計にすぎるというべきです。どんな事柄にでも、それが出現するに至るには、それなりの背景や歴史があり、そしてきっかけとなるべきいくつかの条件があるものと考えられます。またそこに関与する人自身の問題もあるでしょうし、まったく偶然の条件が重なってくる場合もあるでしょう。これらすべては、有機的な観点のもとでよりよく理解されるものと思われるのです。

第八章　学校教育

今日の日本の学校教育に関しては、もうすでに、いろいろな人が、いろいろなところで、さまざまな議論を展開しています。確かにいろいろな意味で、今日の学校教育は多くの問題を含んでいるように思われます。もちろん学校教育のあり方には、社会全体のあり方とか、社会の慣習、あるいは社会が要求するものを背景としているという点はあるでしょう。

したがって、学校教育における問題点を、ただ単に教育の観点からだけで論ずることはむずかしく、社会のあり方とか、あるいは家庭のあり方なども、同時に合わせて考えていかなければならないでしょう。もちろん、学校教育そのものにもかなり問題があるというべきではあります。

社会文化的な背景

よく言われるのは、ひとつには日本の教育には知識や技術の獲得に、より大きな力点が置かれていて、人間そのものを育むという観点が足りないということです。「教育」という文字は、教え育むと書かれますが、実際の教育では、人間性を育むという点が手薄になっているという感じが強くします。

それというのも、一つには、技術革新とか文明の発達というような、主に技術的な面を強調しなければならないという、社会的な要請があるのでしょう。社会的な要素でも、とくに政治的な面を考えてみると、いま勢力をもっている政党がその現状を維持するためには、いまの政治のあり方に対して疑問を挟むことを許すような形での教育は、あまり歓迎されないことになるのでしょう。

たとえば、教科書の検定問題にそれが端的にあらわれているように思われます。子どもが自分で判断して、自分で決断して、自分のしっかりした意見をもつようになっていくことは、社会全体の秩序ということを考えてみると、必ずしも歓迎すべき事柄ではないというような判断をくだす人たちがいても、不思議ではないのでしょう。ある決められた一定の方向に向かって、みんなが歩調を合わせて進んでいく、いろいろな事柄について疑問をもったりしない、深く物事を考えてさまざまな判断をくだしたりしない、という風潮が望まれているということがあるのでしょう。

何年か前に、『ニューヨークタイムズ』の若い新聞記者が日本に一年滞在して、日本の教育のあり方を取材していったことがありました。その女性記者が私のところにインタビューに見えて言ったことなのですが、結局のところ、日本の学校教育は、ある意味では大変効率のよい成功をおさめているというのです。それは国民が、「右向け右」と言ったらそのままで、何の疑問も感じない。はっきりした個々の意見をもつというようなことはしない。そういう教育を行うことによって、日本の大企業でも、公的な機関でも、仕事が全体としてスムーズに進むことになっているのだろうというのです。

これがもし初等教育から始まって、個々の人がそれぞれにしっかりした考えをもって、独自の判断をくだしていくというような状況が生まれてきたら、すべてのことがてんでんばらばらになってしまう。全体として足並みをそろえたような成長は望めないであろう。そういう意味で、日本の教育は大変成功しているのであろうと、その女性記者は述べていました。多分に皮肉も込められていたのでしょうが、確かにそういう面はあります。

さらに、日本には学歴偏重という一つの習慣があります。人の評価の基準として学歴を見るというわけです。必ずしもその人自身を見て評価をくだすというのではなく、大学を出ていないと、ある一定レベル以上の就職ができないと信じられていたり、大学を卒業していれば、いわゆるよいところにお嫁に行けるというような風潮があったりします。

学歴偏重のほかに、さらに学閥というか、特定の学校を卒業した人は、ある特定の意味でとくに尊重されるといった風潮もあるようです。もっともこういった風潮は、最近になって少しずつ変化してきているという観察もあるようですが、全体としてはまだ残っているのではないでしょうか。

子どもをもつ親にしても、よい学校を出ればよい会社に就職できるという、ほとんど信仰のようなものをもっているとさえ言えそうです。この場合、よい学校とか、よい会社という、その内容は必ずしも問われないのです。みんながいいと言うからいいんだし、みんなが行こうと言うからいいんだろうということであって、その内容について本当に真剣に考えてみるとか検討してみるというようなことは、あまりなされないのです。

また、家庭のあり方の変遷から起こってくる当然の帰結として、従来は子どもの教育に家庭も一定の役割を果たしていたものが、現在ではそれがほとんど行われなくなりました。そしてその分、学校教育の負担がふえてきているという事実があります。それは生活習慣であるとか、しつけの問題であるとか、あいさつの仕方であるとか、ごく日常生活の上で問題になってくるような事柄です。本来は家庭の中で処理されるべきいろいろの情緒的な問題とか、その成熟にかかわる事柄なども、家庭の中ではほとんど手がつけられないまでいるのです。

このように、学校教育の中には、一昔前まではあまり存在しなかったような要素が、いくつも入り込んできた形になっています。以前の形が正しいのか、現在のようなあり方の方がもっと望ましいものなのか、そのへんは議論が分かれるところでしょうが、ともかく、学校教育の中に期待されている事柄が非常に多くなっているということだけは事実でしょう。

そしてまた、社会全体が進歩していくので、教科の内容自身も、それにつれて当然ふくれあがっていきます。新しい知識や、新しい技術、新しい科目などがどんどんふえていく一方です。そのように見てくると、教師の役割というものが、全体的に、非常に膨張しているということがいえます。

しかしまたその一方で、教師というものは昔は聖職といわれたものが、現在では教師自身、ごく一般的な労働者であるという意識をもっている人も多いようです。私たちの社会の将来を担うことになる子どもたちの教育に当たっているのですから、労働者には違いなくても、そこには一定の資質が備わったたぐいの仕事であるというべきでしょう。そのへんは、なかなかにむずかしい問題を含んでいるところです。

今日の学校教育のあり方に対する批判の中で、人間教育という要素が欠けているという指摘があります。今日の社会で求められている「人間性とは何か」ということが問題になると思いますが、どうも現在までのところ、そういったたぐいの真剣な討論があまりなされていないように見受けられます。そしてこの討論には、直接教育に携わる人びとだけではなくて、すべての人びとが参加すべきものです。そしてそれが、これまで十分行われてはいないというところに、まず問題の深刻さの一因がひそんでいるように思われてなりません。

子どもの教育というものはそもそも学校だけではなくて、地域社会とか、家庭においてもなされるべき筋合いのものですが、それらがほとんど行われなくなってしまっていて、ただひたすら学校だけにその責を問わんとしているところがあるようです。

偏差値

そこで、教育の現場に目を転じてみますと、そこにはいろいろな問題が観察されます。最もよく知られている問題の一つに、偏差値をめぐる問題があります。偏差値によって、児童、生徒が区分けされていきます。偏差値というのはもちろん数字ですが、この数字のみによって人間が区分けされていくのです。ある意味からすると、それは非常に便利なやり方なのでしょう。やりやすい、実際的なやり方なのでしょう。

しかし、いうまでもなく、人を数値だけで区分けしていくことには、どうしても無理が生じます。個々の人には、それぞれ固有の性格傾向や、特徴や、資質や、適性というものがあります。これらは一般に複雑な性格をもっていて、数値であらわすことはほとんど不可能です。人間の人間らしさというのは、そういった点にこそかかっているのであって、それらを無視したところで現実的な区分けがなされていくというのは、大変大きな問題をはらんでいると言わざるをえません。これは教育制度の問題にかかわる事柄です。現場の先生方にとってはいささか手にあまる問題であって、この問題の解決に当たっては、できるだけ多くの人が参加して意見を交わすといった、息の長い努力が必要になるでしょう。

偏差値を問題にするのは、受験制度とのからみからです。したがって、六・三・三制を含む受験制度のあり方にも、大きな問題があるわけです。ある評価によると、日本の学校教育のレベルは、世界で最も高いそうです。しかしこの場合、「学校教育のレベル」ということをもって何を指しているのかということが問題です。たとえば、教科の内容のレベルを指しているとするならば、それは確かに、世界でも有数の高さを誇っているのでしょう。しかし、教室で、子どもたちがその高い教科レベルをどの程度まで消化できているのか、そのことは比較的問題にされないでいます。

外国から視察に来られた方々が、たとえば日本の中学校の教科書を見て、そのレベルの高さに驚嘆します。中にはそれが、外国の大学の教科の内容に匹敵するとも言われます。高等学校の教科の内容の高さに至っては、常識の範囲を越えているとさえ言われます。

余談になりますが、数学の広中平祐教授が、二人の高校三年生と同じ数学の問題で競って、高校生よりも低い点を取ったそうです。広中教授は笑って「だって彼らは、受験数学のプロだもの」と言われたそうです。受験数学という特殊な分野があるらしいというお話ですが、ことほどさように高等学校の教科内容が非常に特殊であるということです。先日、どこかの幼稚園で小学六年の教科を教えている、というＴＶ番組をみました。びっくりしましたね。

学歴偏重

では一体、どうしてこんな現象が起こってきたのでしょうか。これも一つには、教育制度の問題がからんでいるのでしょう。そしてもちろんその背景には、学歴偏重という問題があるのでしょう。つまり、だれも彼もがより高い教育を求めて、上の学校へと進もうとする。そういう人たちの数がふえてくればくるほど、何らかの方法で適当な人を選択しなければならない。つまり区分けしなければならなくなる。その選択や区分けの方法がだんだんと複雑になり、高度になっていった、という面があるものと思われます。選択や区分けに打ちかつためには、当然そこで激しい競争を乗り越えていかねばならないことになります。そういった状況が、中等教育、初等教育を経て、いまや幼児教育にまで及んできているということです。

極端な例として、ある国立有名大学に入るための「二歳塾」というのがあるそうです。大学に入るために二歳のときから塾に通うというのです。二歳塾にはじまり、年齢の順に従っていくつもの塾が用意されます。二歳の子どもがその時点で大学に入りたいと願うはずがないのですから、これは親が「子どもの幸せ」を願って、早い時期から塾に入れて鍛えるわけです。

ごく最近、五歳の子どもが、大変おちつきがないという理由で私のところに紹介されてきました。おちつきがないために勉強に集中できなくて、親がその子につきっきりで体罰を加えねばならないというのです。この子どもの場合は、ある有名な私立の小学校に入るために特殊な塾に通っていて、子どもは毎日、六時間勉強しなければならないのだそうです。その塾では、母親がその子どもの後ろにつきっきりでついていなければならず、母親は、子どもよりもさらに二時間よけいに勉強しなければならないのだそうです。この五歳の子どもは現在、二けたの掛け算の勉強をしているそうです。毎日六時間、家で勉強をしなければならないのですから、もちろん遊ぶひまは全くありません。友達と遊んだり、テレビを見たり、本を見たりすることは許されないのです。

この親によると、そういう勉強をしなければ、将来いい大学には入れないのだそうで、したがっていい会社には入れないということになっているのだそうです。さすがにこの親も、これはばかげていると思ってはいるそうですが、しかし現在の競争に打ちかつためには、そうしなければならないと信じているようでした。

この子どもは、おちつきがないということで私のところへ連れてこられたわけですが、想像するに、その塾にいっているほかの大ぜいの子どもたちは、大した問題を起こさず日々を送っている、あるいは何らかの問題を起こすようなことは許されない状況のもとで、日々を送っているのであろうと思われます。そういった状況に五歳の子どもが疑問をもたない、あるいは反発を感じない、むしろ当然のこととしてそれを受け入れる、というような状況があるとするならば、それは結局のところ何を意味することになるのでしょうか。

その人の将来を考えてみると、空恐ろしい気持がします。

この例は私立の一つの塾の話ですし、また特殊な例であるのかもしれませんが、しかしこれに似たような状況が、学校教育全体にひろがっているのではないかと想像される節があります。

学校の先生方が子どもたちの行動について観察する事柄に、一連のものがあります。それはまず、おちつきがないということ、それから集中力がないということ、人の言うことをよく聞かないということ、決められたことに対してルーズであること、うそをつくこと、ある一定のグループに属するために種々のうそをつき、そして物をとる、そしてやがて反抗的になっていく、そういった一連の事柄があると言われます。

小学校の高学年から中学生にかけては、ことにこれらの問題がはっきりしていて、その時点で、もはや人を信じない。自分のことしか考えない。いくつかのグループに分かれて、互いに相手をけなし合い、排除し合う。そういった状況が、ごく一般的に見られるという話です。

教育全体の中で、あるいは親同士の間で、さらには子ども同士の間で、一定の区分け、選択、排除がなされているという構図がそこにみられます。こういった状況の中では、お互いに相手を信じ合うとか、何かを分かち合うとか、あるいは助け合う、脇力し合うといったような事柄は、邪魔にこそなれ、有用な、あるいは大切な事柄ではなくなってしまっているのでしょう。こういった状況がさらに進んで、今後、社会全体の中でどんどんひろがっていくというような状況を考えてみると、そこには深刻な問題が含まれていると言わざるをえません。

教育の見なおし

幼稚園とか塾、それから初等教育、中等教育を経て、さらにその上の教育がなされていくわけですが、さて、日本の大学教育のことを考えてみると、そこにもいろいろな問題があるように見受けられます。

そもそも日本の大学では、細分化された専門教育というものは、その目的からはずされているかのようです。せっかく苦労して入った大学では、特定の専門教育というものを必ずしも目標にはしていません。日本の大学教育のレベルは、外国の大学のそれに比べると、比較にならないほどお粗末です。たとえば、外国の大学の日本語学科の学生などは、日本語の日常会話はもちろんのこと、日本の古典文学について相当な知識をもっています。ところが日本の大学の英文科を出た人は、英会話がどの程度できるでしょうか。英語の古典をどの程度読みこなせるでしょうか。英語の文章をどの程度まで書けるでしょうか。

大学教育に至るまでの教育の内容についてはいろいろ問題になりますが、いったん大学に入ってしまうと、そこでは現実にどんなことが行われているかについては、世間の人びとはほとんど知りませんし、また関心もありません。大学に至るまでの教師の仕事の内容や資質については、さまざまのことが話題になりますが、大学の教師のそれらについては、ほとんど問題になりません。大学教育についてはあまりにも専門的すぎて、一般の人びとの手には届かないという事情もあるのかもしれませんが、しかしそれにしても、奇妙といえば奇妙な現象です。

以上のように、日本における学校教育は、社会全体の動き、家庭のあり方との関連もあって、実に多くの問題を含んでいると言わざるをえません。そのことについては、もっと世間一般が、世論が、関心をもつべきだと思います。反省すべき点もあるでしょうし、もっとよく知るべき分野もたくさんあります。みんなが知恵と力を寄せ集めて、それを改善していこうという動きがなければ、現代の教育のあり方は、大した変化を示さないのではないでしょうか。自分の子どもがすべての教育の過程を通り過ぎてしまえば、もう後はどうなろうと自分の知ったことではないという面もあるのではないでしょうか。

教育は「国家百年の計」と言われます。現在の教育のあり方の成果というものは、やがて何年か後にははっきりしてくることでしょう。しかしそれでは遅過ぎるのです。

第九章　子どもの成長

歴史にみる子ども

子どもの成長というものをどのようにとらえるべきかということについて考えてみたいのですが、それに先立って、まず、子どもに対する見方には歴史的な推移があると思われますので、そのことにまず少し触れてみましょう。

中世期では、子どもというものは大人のミニアチュアと見なされていたようです。つまり子どもというのは、大人を小さくしたようなものであるというわけです。そういう見方からすると、子どもの成長というものは、より大きくなること、より強くなること、そしてより賢くなること、ということであったようです。つまり子ども特有のあり方、子どもとしてのあり方というものを認めるのではなくて、大人のサイズをそのまま小さくしたようなものであるという考え方です。

そのような時代には、子どもの成長とか教育は、いま述べたように、もっと大きくなれ、もっと強くなれ、もっと賢くなれ、という観点からなされたようです。子どもにももちろん個人差がありますから、子どもの中でも、比較的に大きな子、比較的に強い子、比較的に賢い子は、それなりに尊重されるわけです。そしてそうでない人は、それなりに扱われてしまいます。

現代でもこの中世期の見方に少し通じるようなところがあるような気がしてなりません。子どもに子どもらしさを求めるというのではないのです。子どもとしての独自のあり方を認めるという態度は、この場合には欠落しているのです。

そして少し時が流れて、今度は、キリスト教の影響もあって、人間は生まれつき罪人であるという考え方のもとに、子どもはなるべく早い時期に厳しくしつけをすること、なるべく早く矯正すること、なるべく早くよい習慣をつけることに力点が置かれることになりました。人は生まれつき罪人であるということからすると、子どもはもうすでに罰することの対象になっているわけです。子どもが悪さをしたときに、それが子どもとしてのあり方の一つであるとして受けとめるよりも、むしろ罰することの対象になったのです。強く罰して、厳しく矯正すれば、それだけ罪人である度合いが軽くなっていくという考え方です。子どもにとっては、なかなか厳しい時代であったと言わざるをえません。しかし、こういう考え方も、いまの時代にいくらか生きているような気がします。

しつけというものは、まず愛情があって初めて可能になるわけですが、その愛情の部分が省かれて、しつけだけが行われるということになると、これは子どもの目から見て、しつけよりもむしろ罰せられているという受け取り方をすることになるのではないでしょうか。

それからさらに少し時代が下って、これも同じくキリスト教の影響と考えられるのですが、逆に、人は生まれつき善なるものという考え方もありました。「幼子のごとくでなければ天国に入ることはできない」という言葉が聖書にあります。それはつまり、子どもというものは悪を知らない、純粋で無垢なものであるという見方です。

そういうふうに考えられた時代には、子どもの成長は、もともと善なるものをなるべく傷つけないようにするというところに力点が置かれたのです。教育とか、しつけとか、ある一定の習慣を身につけることなどは、すべて善なる子どもの自然の状態を破壊するものである、と考えられたのです。

ジャン・ジャック・ルソーはこの考えの代表だったようです。大人はなるべく子どもに手を加えないようにする、自然のままに、静かにそれを見守っていく、それが本来の子どもの成長であるというのです。これは、考えとしてはよく理解できますが、しかし現代においてはそうはいかなくなっているでしょう。むしろ現代はその逆で、手をかけ過ぎて、子どもの自然な成長をスポイルすることが多くなっていると言えます。

そして、近世に入ってチャールズ・ダーウィンが登場します。彼は、種族発生と個体発生という考えを提唱しました。つまり、個々の子どもの成長を人類全体の進化になぞらえたのです。その観点からして、子どもの成長あるいは教育というものを考えようとしました。この考え方は一種の科学的な概念であって、それに対応する現実的なやり方を必ずしも生んだわけではありません。しかし、子どもの成長を考える一つのモデルになったのです。

それから後は、現代に入って、科学全体にわたるいろいろな進歩が見られるようになり、子どもに対する見方も非常に複雑になっていきました。

現在では、子どもに対する見方というものはさまざまな見解が入り乱れていますが、しかし、子どもの成長というものを年齢を追って直接観察したり、あるいはすでに大人になっている人について、その生活歴を逆にたどっていくという方法などによって、子どもの成長は年齢を追って、段階的に発達していくものであり、そのおのおのの段階で、それぞれに重要な事柄がたくさん含まれているという見解もあるのです。

子どもの成長と自然破壊

そこで、現在の私たちの社会の中で、子どもの成長というものは一体、どんなことになっているのでしょうか。子どもの成長というものは、それだけが純粋に存在しうるのではなくて、あくまでも社会全体を背景とした中で進んでいくものです。したがって、今日の日本における子どもの成長を考えてみるときに、今日の社会のあり方を同時に考えざるをえなくなります。

子どもには子ども特有のあり方、子ども自身のあり方というものが存在することは、知識としてはわかっていても、社会全体の動きの前には、しばしばそれが忘れ去られるような状況が出現しがちです。たとえば、人間の生活をより快適にするために、あらゆる種類の自然破壊が行われ、生活環境の大幅な変化が起こっています。そして、そういった中で、子どもの成長はいろいろな分野で犠牲になってきています。子どもにとっての生活環境、子どもにとっての自然というものは当然、破壊されたり、変化してきています。その結果として、子どもとしてのあり方を保つことがむずかしくなったり、子どもの世界が片隅に押しやられたりするということが起きています。

そうなってくると、子どもの自然な成長をスポイルしないで、あるがままに伸ばしていくということよりも、実際問題としては、子どもがもっている自然さ、すばらしさというものを、どうやってスポイルしないでいられるかというところに工夫がなされることにさえなってきているのです。

本来は、子どもの成長を見つめるときに、私たちはその成長の過程を助けるために、あらゆることをすべきです。ところが子どもの中の可能性を信じることとか、子どもが秘めている能力を見つけていくとか、人との関係を楽しむということを示してやるとか、生きることの中にいろいろな楽しさを見つけてやるとか、そういった事柄が、実際問題としてはなかなかむずかしいことになってきてしまっているのです。

都市生活と子どもの精神衛生

都市における生活と、子どもの精神衛生ということについて考えてみましょう。

子どもといわず、私たちにとっても、精神衛生における生活環境の意義は、きわめて大きいと言わねばなりません。この場合の生活環境というのは、広い意味におけるそれですが、それが精神衛生の維持とか増進に、大きな影響を与えずにおきません。エーリッヒ・フロムという人は、人間の不安の根源の一つは自然からの隔離にあるということを言いました。人は自然から離れれば離れるほど不安になるというのです。

一般に都市生活では、自然がより少なくなります。そしてその結果人びとは、子どもを含めて、その分、より大きな不安を体験しなければならなくなります。都会に住んでいて、たまに緑の多い地方に出かけると、人はほっとします。確かに都市生活というものは、便利で、簡便化されています。しかし同時に、画一的で、個性のないものになっているという点も見逃せません。本当の意味での自然さというものは、そこには少なくなっています。

都市生活では大ぜいの人が集中しますから、一人当たりの生活空間は当然狭くなって、常に何物かによって囲まれているという状態になります。めったに一人きりにはなれません。一人きりになるためには、きわめて狭い空間に入るしかないことになります。そのような状況の中では、子どもはのびのびすることができません。また都市生活には、いろいろな危険が満ちています。それは交通の問題であったり、あるいはさまざまの工事が進行していたりするからです。また、過密化による種々の危険性もあります。

都市にはそういった危険性だけでなく、一般的にいって、人びとによる協力的な態勢がより少なくなることによるものもあります。人びとは自分が生きることに精いっぱいであるために、お互いに協力するという態勢が希薄になってしまいます。それどころか少しでも相手の足を引っぱろうとするような状況さえ展開されてきます。隣近所との連携が少なくなります。核家族というものがより多くなり、しかも家庭としての役割の崩壊が目立つようになってきます。

このような状況の中で、子どもの成長というものは、あちこちで頭打ちになります。子どもの自然な成長を保つどころか、いかにしてその成長がスポイルされないようにするかという工夫が要求されることになります。

しかし都市生活は、必ずしも悪い面ばかりをもっているわけではありません。子どもの成長を考えてみる場合、知的な興味を刺激する材料は、より多くあるでしょうし、よい意味での競争意識を涵養する可能性をもった材料も、比較的豊富にあります。たとえば体操教室であるとか、ピアノやバレエのけいこであるとか、いろいろな種類の塾とか、スイミング教室とか、これらは使い方によっては有用なものです。ただし、それも、子どもの自然な成長を促す、子どもの持ち味をより伸ばす道具として、使うのでなければなりません。

以上のように、子どもの成長というものは、現代の社会構造の中では、なかなかスムーズには進まないことになってしまっています。しかし、それでもなおかつ、子どもは成長します。

健康な子ども

子どもの成長がよりスムーズに進んだ結果として、子どもはより健康になっていくと考えてよいのでしょうが、それでは、健康な子どもというのはどういう人を指すのでしょうか。それにはいくつかの要素が考えられます。まず遊ぶということです。子どもの遊びは、よく大人の仕事に比べられます。子どもは遊びを通して成長していきます。子どもの遊びの中には、子どもの成長を促す要素がたくさん見出されるからです。

つぎに、子どもの健康の度合いを知るものとして、子どもがどれくらい空想を抱く自由をもっているかということがあります。子どもの空想というものは、まるでとりとめもない、意味もない、ばかげた事柄であると考えるとそれは間違いであって、子どもは空想の中でいろいろな思考を試しています。そういった意味での空想をどれくらいひろげることができるかということが大切になります。

また、どれくらい安定した友人関係を保つことができるかということがあります。私たち大人は、よく、小学校以来の親友をもっていることを誇りにします。これから先長い年月にわたって、安定した信頼関係を友人との間に共有できるかどうかということは、非常に大切な要素です。

さらに、学齢期の子どもにとっては、学校生活がどれくらい楽しいものであり、そして自分の成長を助ける上でどれくらい大きな役割を果たしているかということがあります。これは必ずしも、学校の成績がよいか悪いかということではなく、学校生活全体をどれくらい楽しむことができるかという問題です。

また、子どもの世界といえどもさまざまな不遇な状況が存在します。そこではさまざまな欲求不満を体験することになります。そこで、そういった欲求不満にどれくらい耐えられるかということが大切な要素になります。

同じく、子どもの世界の中で、彼らはさまざまな不安な状況に遭遇します。その不安を、子どもはどうやって、そしてどの程度に処理できるのか、それも大きな要素となります。

不安に対処するためには、遊びを用いるかもしれないし、空想をもってするのかもしれません。勉強に熱中する人もいるでしょうし、友達との関係を重視する人もいるでしょう。いずれにしても、いろいろな種類の不安に、どれだけ立ち向かっていかれるかということが大きな要素になります。

以上のように、子どもの成長というものは、本質的にスムーズには進まないものであることが知られます。

そうであればあるほど私たち大人は、私たちの経験や知識を駆使して、子どもたちの成長をなるべくスポイルしないような努力をしたいものだと思います。そして、子どもの成長をスポイルしてしまうような状況をやむなくつくってしまった時には、どうするかということも大人は常に考えておくべきでしょう。そういった状況はいつも起こってくるからです。そんな状況が起こっているという認識をもつことさえが常に必ずなされるかどうかさえあやしいくらいなのですから大変です。大人は誰でも以前は子どもだったわけですから、自分が子どもの頃に考えたこと、感じたこと、体験したこと、大人に向かって抱いた感じ、希望などを、ときどきは思い起こしてみるのもよいのではないでしょうか。そういう意味では私たちは子どもの心をいつまでも忘れないようにしたいものです。

第十章　乳幼児の憂うつな状態

生まれたばかりの赤ちゃん、あるいはごく幼い年齢の子どもが、憂うつな状態になるということが観察されています。普通、憂うつな状態というのは主観的な体験ですから、その本人が「憂うつです」と報告しないことには、その確証は得られないはずです。しかし、生まれたばかりの赤ちゃんには言葉がありません。ですから、赤ちゃん自体が「私は憂うつです」ということはあり得ません。それでもなおかつ、ごく幼い子どもが憂うつになる状態は存在するものと信じられます。

乳幼児のうつ状態についての研究は、実は、孤児院での赤ちゃんたちの観察から始まりました。この問題については、前世紀の初めごろから人びとの注目を引くようになりましたが、とくに第一次世界大戦後、ヨーロッパでは、戦争のために数多くの孤児が存在しました。そしてヨーロッパの国々では、たくさんの孤児院をもつことになったのです。この分野で研究をした有名な先生方は、ルネ・スピッツとか、ジョン・ボウルヴィなどといった人たちです。

孤児院での観察や報告は、数多くにのぼっています。たとえば前世紀の初め、ドイツのある孤児院では、一歳未満の赤ちゃんの死亡率が七一・五%でした。一九一五年、アメリカの東海岸の方の孤児院でも三一・七

%から七五%の死亡率だったといいます。もちろんその当時、小児科学というものはまだあまり発達していなくて、一般の乳幼児の死亡率もかなりの高さであったと思われますが、しかしそれらと比較しても、孤児院での死亡率は三倍から四倍の高さと考えられます。

孤児院にはもちろん、お母さんがいません。そして、何人かの人たちがそこで働いているわけですが、赤ちゃん一人当たりのスタッフの数は少ないので、当然、赤ちゃんに与えられるいろいろな刺激も乏しいことになります。お母さんがいないことと刺激が乏しいこと、この二つが非常に高い死亡率の原因と考えられたのです。

スピッツという人の研究で、次のようなものがあります。

孤児院にいる一歳未満の百三十人の赤ちゃんの毎日の様子を映画に撮りました。これらの赤ちゃんと比較するために、中流以上の一般家庭から百三十三人の赤ちゃんの映画を撮りました。さらに、漁夫の家庭から一歳未満の赤ちゃん百七人を選んで、映画に撮りました。そして、合わせて三百七十人の一歳未満の赤ちゃんの様子を、詳しく観察したのです。その結果、孤児院における一歳未満の赤ちゃんの死亡率は七〇%前後で、比較群に比べると約三倍の高さでした。お断りしておきますが、この孤児院は非常に清潔に保たれて、非常に望ましい状況が提供され得るような孤児院でした。

孤児院の赤ちゃんたちは、死亡しないまでも中耳炎、全身の湿疹、胃腸障害、はしかなどにかかる率が非常に高く、また、それらの病気がなかなか治らないという状況が観察されました。二歳半になっても、孤児院の方の赤ちゃんたちは、排せつのしつけがほとんどできていなくて、言葉の発達もほとんど見られませんでした。完全に一人歩きできる子どもはいなかったそうです。身体的な発育がきわめて悪く、自分で食事もできなかったといいます。

こういった状況に置かれた赤ちゃんたちは、一見して表情が暗い、あるいはまるで老人のような顔つきをしている、常に不安な様子を見せておちつかない、弱い声で常に泣き続けている、そして、人が近づいていってもほとんど反応が見られないという状況を示しました。目つきは、どこか遠くを眺めているようで、焦点が定まらない様子でした。ほとんどの赤ちゃんは、夜なかなか寝つかなくて、しょっちゅう夜泣きをしていました。ミルクをなかなか飲もうとしないし、飲んでもすぐもどしてしまうために、体重はほとんどふえないままでした。人が近づいてもほとんど反応を示さないばかりか、激しい指しゃぶりをしたり、絶えず自分の性器をいじっていたりという状況が見られたそうです。

スピッツは、こういった赤ちゃんの状態を見て、これは愛されないために起こった憂うつな状態であると判断しました。こういった状態がとくに強く見られた赤ちゃんは、その年齢が六カ月から八カ月ぐらいにわたる赤ちゃんたちで、しかもお母さんから離れてから三カ月ないし四カ月たった子どもたちだということです。六カ月から八カ月の年齢というと、赤ちゃんが自分の母親を母親として認め得る年齢です。ですから、自分の母親が三カ月から四カ月間連続していなかった状態のもとで、こういう状況が見られるようになったというわけです。

ジョン・ボウルヴィという人の仕事は、もう少し違っていました。彼は、六カ月から三歳までの子どもについて観察を行いました。そして、この年齢の子どもがお母さんから離されている期間の長さによって、子どもの反応に違った種類のものが見られることに気がついたのです。その時期を三つに分けています。

まず、お母さんから離されてしまった期間が一週間から三週間にわたるもの。これくらいの期間では、子どもは、見なれたお母さんがいなくなってしまって、そのさびしさを抗議するという形であらわします。お母さんがいなくなってしまって腹を立てている、さびしい、何とかしてほしい。この時期には、激しく泣いたり、いらいらしたり、物をあげてもそれを投げ捨てたり、非常にむずがるという状態です。その状態はあたかも赤ちゃんが、お母さんがいないということに対して一生懸命抗議しているというように解釈されたのです。

つぎに、お母さんから離れている期間が一カ月から二カ月にわたる時期です。この時期になると、赤ちゃんはもはや抗議することをやめてしまって、絶望した状態になります。ここでは、先ほどのスピッツの仕事で見られたような状態が見られることになります。

そのつぎに、お母さんから離れている期間が三カ月以上にわたった場合ですが、ここでは、子どもはもはやすっかり引きこもってしまって、周りからの刺激に対して何らの反応も示さなくなります。子どもは完全にあきらめてしまって、もはやどんな努力もしようとしない状態になってしまっているわけです。これは、ボウルヴィが数多くの子どもたちを観察して得た結果をまとめたもので、もちろん個人差があることでしょうが、大枠においてこのような状態になるというのです。

さて、スピッツとボウルヴィ、この二人の観察した事柄は何を意味するのでしょうか。

生まれたばかりの赤ちゃんでは、お母さんをお母さんとして認識することはまだできていません。しかし、感覚器管はかなりの程度に発達しているものですから、その対象を母親として認識することはできなくても、何かなれ親しんだもの、何か頼りになるものと判断するくらいの能力はもっているものと思われます。

そして、そのような大切な対象物が、ある一定期間以上のあいだ自分から離れてしまう状況のもとで、子どもはいわゆる憂うつな状態になるというのです。憂うつといっても、子どもはそれを言葉としてあらわすことはできませんから、表情や、姿勢や、身振りや、目つきや、あるいは身体症状を通して出すほかありません。そして極端な場合には、死亡するわけです。

こういった研究・観察は、主に孤児院でなされたのですが、しかしここで注目しておきたいことは、昨今、一般家庭においてもこれに似たような状況が散見されるようになってきているという事実です。母親は、意図的に子どもを放棄しようとしたり、あるいは手をかけないようにしようとしたりするのではないでしょう。しかし、現代の社会生活あるいは家庭生活の中では、えてしてそれに似たような状況が起こるということなのです。

孤児院では、大ぜいの赤ちゃんを見て、お互いに比較することができますが、一般家庭では、普通は、幼い赤ちゃんは一人です。ですから、よほど注意深いお母さんでないと、赤ちゃんの毎日の細かな変化に気づくことは少ないでしょう。近所づき合いが比較的ひんぱんであれば、そして同じ年齢ぐらいの子どもたちが何人かいれば、そこで井戸端会議よろしく、母子ともにしょっちゅう顔を合わせて、お互いに観察を交わすということは可能かもしれませんが、そういう状況も今日では比較的少なくなっています。

小児科の医者を訪れる赤ちゃんは身体的な問題があるからこそ受診するのでしょうが、しかしその場合、乳幼児の憂うつな状態が基本にあって、そのために身体的な症状を呈するに至っているというケースがあるかもしれません。そんな場合には、最良の薬は、お母さんがそばにいて十分な愛情を注いであげることでしょう。

人生のごく初期においてこのような体験をした人たちは、その後、どんな人生をたどることになるのでしょうか。それは実際のところはっきりわかりません。しかし、次のようなはっきりした観察はあります。それは、大人の患者さんで、憂うつな状態に襲われ精神科を受診する、そしてその人の幼いときの生活を細かく聞いていくと、非常に早い時期に、つまり赤ちゃんの時期に、何らかの理由でお母さんと別れていた経験とか、お母さんから十分な愛情を受けられなかった体験をしたという人が、圧倒的に多いということです。

もちろん大人になってから精神科を受診する際には、その時点で憂うつになるようなあるきっかけがあってのことでしょう。しかしそのきっかけの多くは、ほとんどだれもが人生のどこかで体験するような種類のものです。そうでありながら、ある人はひどく憂うつになるし、また他の人はそうはならないでいます。

そのような差が、一体どこに基づくのかということを考えてみたときに、人生のごく早期における母親ないし母親がわりの人との体験が、どのようなものであったかということが問題になってくるものと思われるのです。

第十一章　精神科への偏見

一般的に言って、人びとは、精神科に対して、あるいは精神病に対して、一定の感情をもっています。精神科というものに対して、まず抱くイメージとしては、こわいものとか、よくわからないものとか、大変いやなものというのが多いようです。世間一般でも、自分の家族の中に精神科を受診した人がいるということを隠したがります。あるいは患者さん自身、精神科にかかることを大変いやがります。つまり、精神科あるいはそれにまつわる事柄というのは忌み嫌うべきことであって、何か大変恐ろしいものとして受け取られています。簡単に言ってしまえば、それは精神科に対する偏見ということです。

一般の科では、普通、患者さんは診察を受けに行くことについて、そういう意味での偏見をもつことはありません。むしろ逆に、自分が病気であるということによって、何か利益を得るという場合さえあるようです。つまり、それだけ人の同情を引くとか、ある特定の有利な取り扱いを受けることが期待されるとか、あるいはまた、自ら安心感を得るために受診するといったような場合があります。しかし精神科の場合は、一般の人が精神科に対する偏見をもつだけではなくて、だれの目から見てもぐあいが悪そうだ、精神的に何か問題がありそうだとみなされている人でさえも、自らそれを認めることを非常にいやがりますし、また、精神科を受診することを拒みます。

なぜこういった特殊な状況が生まれるのでしょうか。それにはいくつかの理由があろうかと思われます。そもそも精神病的な状態というものは、かなり大昔から知られていて、ある時期には、それが一種独特の状態として、人びとの尊敬を集めるという時期さえありました。何か常ならぬ状態に陥って、常ならぬことを口にし、また行う。そしてその結果、普通では思いもおよばないような事柄が出現する。そういう意味で人びとの尊敬を集めたのでしょう。

しかし、科学全般が進歩して、それにつれて医学も進歩し、また精神科そのものも医学の一分野として進歩してくるにつれて、精神的な異常についてもいろいろなことがわかってきました。

一般的にいって、精神科の患者さんを見ると、人びとは、あの人は自分とは違うという意識をもつようです。自分とは性質を異にした存在である、あの人と自分との間にははっきりした一線が画されるものであると考えるようです。つまりそこでは、精神科の患者さんというものは、自分の理解を越えた、一つ壁を隔てた存在であるという意識です。それが偏見というわけですが、そこにはいくつかの心理が働いているようです。

一つには、精神異常者と自分とは違うんだとは思いながらも、しかしいつの日か、自分も異常になるのではないかという恐怖心です。人はよく冗談に、「あのときは狂っていた」とか、「あのときは自分もどうかしていたんだ」という表現をします。そういう表現を用いるだけ、つまりは、自分もどこかで、いつかは、異常になるのではないかという恐れをもっているものと想像されます。

しかし、この種の恐れ、恐怖というものは、非常に強いものです。あまりにも強いために、そのこと自体を意識したくなくなるほどに強いのです。それはちょうど死に対する恐怖と同じです。私たちはだれでも、いつか必ず死ぬということがわかっていながら、そのことがあまりにもこわいために、自分が死ぬということを直接には意識しようとしません。そこで、死に対する恐怖の強さと、それから、いつ自分が異常になるのかもしれないという恐怖の強さとは、ほとんど匹敵するくらいのものであろうと考えられます。

ふだん私たちは、自分が死ぬということを考えません。しかし死んだ人を見ると、われわれはとてつもない恐怖にかられます。ふだん考えもしないことが、突然目の前に出現するからです。そしてそれが、いつか自分にも起こるかもしれないという可能性に思いが至るからです。

同じく、精神病の患者さんに遭遇したとき、一般に人びとは、自分の中の狂気の可能性を考えます。その強い恐怖を忘れ去り、否定してしまいたいという気持がそこで強く働くことになります。その気持がすなわち精神病者に対する偏見となるものと考えられます。忘れ去り、否定してしまいたいのは、いま目の前にあらわれた精神科の患者さん自体ではなくて、自分自身の中にひそむ異常性への可能性そのものなのです。

しかし考えてみますと、死に対する恐怖を私たちは克服することはできません。たとえば自分がガンになって、もう余命いくばくもないという状況になって、その事実をありのままに受け入れることができる人は、そう数多くはないでしょう。そしてまた、そうすることができたとしても、それまでにはずいぶんの時間と、それから心理的な闘いの歴史が必要でしょう。それはむしろ人間としては自然なことです。

それと同じように、狂気への恐怖というのは人間は自然にもつものですし、なかなかそれを克服することはできません。つまり、精神科に対する偏見というものは、それなりに理由があることで、そう簡単になくなるものでもないでしょう。

しかし少なくとも私たちは、死に対する恐怖をもっているという事実を認めると同じように、狂気に対する恐怖もまた同様にもっているということを認めるべきでしょう。そしてその恐怖が、時として偏見に変身しうるということもまた、素直に認めざるをえません。そうやっていったん認めた上で、ではその気持をどうするかという段階に、初めて至ることができるのです。

偏見をめぐるもう一つの心理について考えてみましょう。一般的にいって私たちは、自分はいわゆる正常であると思っています。あるいはそう思い込もうとしています。しかしよく考えてみると、だれでもが、自分自身の中にひそむ不合理さであるとか、矛盾とか、説明しがたい何物かをもっていることに気づかざるをえません。それらを狂気とは呼ばないまでも、しかし、自分の理解を越えたものであるという意識だけはあるでしょう。

さて、そういう私たちが、現実に、目の前に精神科の患者さんを見る。そのときにその人が体験する恐怖の中には、この患者さんが自分に向かって、「おまえはただ単に正常者であるというふりをしているだけではないか。本当はおまえの中にも狂気はひそんでいるんだぞ」という指摘をされるのではないかという不安や恐怖を抱くことになるのではないでしょうか。

精神科の患者さんと目される人から、おまえもそうではないかと言われるとするならば、それは大変こわいし、できることならばそういう状況は避けたい。精神科の患者さんを目の前にするような状況には陥りたくない。その心理がすなわち偏見であると考えられるのです。

さらにもう一つ、偏見につながる心理について考えてみます。

私たちは毎日の生活の中で、いろいろな欲求不満や、怒りや、さびしさや、悲しさを体験しています。自分一人ではほとんど処理し切れないほどの苦しみを体験しながら生きています。その苦しさはあまりにもひどいので、何とかそれを処理しないことには生きていけません。うまい処理方法が見つかれば結構ですが、当座うまい方法が見つからない場合には、いわゆる八つ当たりをすることになります。憂さ晴らしに八つ当たりするのです。

そういうときに、その人にとって、何らかの意味で自分よりも劣ったやつがいる、あいつに比べれば自分の方がまだしもすぐれているんだ、という心理状況は大変助けになるわけです。そういう状況にあるときに、たまたま精神科の患者さんに会ったり、精神科関係の事柄が話題にのぼると、それが憂さの八つ当たりのかっこうの材料になるのです。

そのときの対象が精神科の患者さんでなくても、われわれはごく日常的に、だれかのことをばかにしたり、「あいつは狂っている」というような表現を用いたりします。そこにも同じ心理が働いているものと考えられます。

このように、精神科に対する偏見というものは、本質的に考えれば、人間だれしもが自分の中にひそかにもっているものと関係しているのです。しかし、だれでももっているものだから安心できるというほどに、なまやさしいものではない恐怖であるところが問題なのです。少なくとも私たちはここで、われわれ人間はそういうものを内蔵しているのだという事実を認めるだけの度量はもちたいものです。そのことによって直ちに偏見がなくなるわけではないけれど、しかし、自分が偏見をもちうる人間であるという認識をもつかもたないかは、現実には大きな差を示すことになるでしょう。

第十二章　症　例

大人への不信感から暴君と化したA君

A君は中学一年生に籍がありますが、最初の一週間くらい登校しただけです。そして自分の前途に非常に悲観的で、自殺するとばかりいっています。そうかと思うと、母親に対してものすごい乱暴をして、いまや家の中はほとんどめちゃめちゃにこわされています。家の中でところかまわずつばを吐き、暴言を吐きながら一日中いらいらしています。いつの日か一家全員を殺して、自分も死んでやるんだと言って、激しくどなっています。近所中にもその声が響きわたって、評判になってしまっています。

そんな状態なのですが、しかし時としてA君は、お母さんにべったりくっついてきて、乳房に触れたり、あるいはキスしようとしたりします。夜は電気をつけていないと、こわがって寝ません。なかなか寝つかれないといって、夜お酒を飲みます。

こういう状態が何カ月も続いてしまっているので、お母さんはもうすっかり疲れきってしまっています。

お父さんは一向に知らん顔をして、本人と顔を合わせることもしません。お父さんは、もちろんA君の状態をよく知っています。しかし何も言いません。もっともお父さんも、毎晩遅く泥酔して帰宅しては涙を流したりしているところから見ると、相当悩んではいるらしいのですが、夫婦の間でA君のことについて話し合うようなことはありません。

どうしてこんな状態が出現することになったのでしょうか。A君の両親は、いわゆる教育パパと教育ママの典型でした。幼稚園に入ったころから、一人っ子のA君を激しく勉強に追いやりました。体罰も厳しく加えたそうです。しかし有名な私立小学校に入ることはできなかった。そしてお父さんもお母さんもそこですっかりして、今度はなお厳しくA君を勉強に追いやることになりました。

小学校時代は三つの塾に通って、二人の家庭教師がつき、A君はほとんど遊ぶひまもなしに、毎日毎日猛烈に勉強していました。しかしそれでも一流の私立中学に入ることはできなかったのです。やむなく一つ程度を下げた中学校に入ったものの、その中学の教育方針に両親が賛成できず、本人がいやがるのに、何回か学校当局に文句を言いに行ったそうです。あるときには、お母さんと校長先生とが一時間ぐらい激しく議論を交わしたということです。親の言い分は、この中学の勉強のやり方では、将来、一流大学への合格率が悪いだろうということだったそうです。しかし話し合いは決裂して、親は勝手にA君を退学させ、公立中学に入れました。A君としては、受験して入った私立の中学校に行きたかったらしいのですが、親は本人には相談なしに退学させてしまったのです。

ここまできてA君は、ついに堪忍袋の緒が切れたのです。もう大人という大人は全員、信用ならない。みんなうそつきで、子どものことなど本当には考えていないんだ。口ではおまえのため、将来のためとは言いながら、そんなのはみんなうそだとA君は言います。汚れに汚れた世の中のすべてを恨んで、それを破壊して、そして自分も死ぬだけなんだと、そう叫んでいるのです。

こういう状況になって初めて母親は、やっと自分たちのあり方を反省することが可能になりました。それだけに、A君に対して申しわけないという気持から、A君に向かっては何も言えない。A君がどんなひどいことをしようと、それをとめることができない。ただもうなすがままになっているのです。父親に至っては、文字通り逃げ隠れの毎日。そしてA君はいまや暴君となって、絶望的な日々を送っています。

A君は世の中のすべてのことが信じられないというのですから、当然治療のことも信じられません。ですから治療をも拒否し、ただもう死ぬだけだと、それをくり返しているのです。

親から離れたいというB君

B君は、高校一年になってすぐに登校しなくなりました。部屋に閉じこもって、何としてもそこから出てこない。そのまま何カ月も推移して、ついに、高等学校は退学になった。しかし両親は、せめて高校だけは出させておきたいと思って、B君には内緒で定時制高校に籍を置きました。それでもB君は登校しません。

部屋に閉じこもって外出しないままでいたB君は、やがていろいろな奇妙な行動を示しはじめました。今までも食事を家族とは一緒にしないできたのですが、今度はなかなかふろに入らなくなったのです。そしていったん入るとなると、五時間から十時間は入っている。そうして躍起になって体中をこすっている。

そして、すべてのものを不潔がって、手袋をはめてからでないと何物にも触れることができない。父親のことをとくに不潔がって、父親が自分の部屋に入ってくると、B君は呼吸をとめてしまう。お父さんが部屋から出ていくと初めて窓を開いて、空気をパタパタ入れかえて、それから大きく呼吸をする。また、家族のだれとも口をきかない。だれかがB君に話しかけると、彼は自分の口と鼻とを両手で押さえてしまう。ドアは足であけ閉めする。最初はお母さんのつくったものを食べてはいましたが、やがては出前ものしか食べなくなってしまいました。

そんなふうにして何カ月かたっていたのですが、あるとき、B君は書き置きを残して、四万円ぐらいのお金を持ち、いなくなってしまったのです。そして書き置きには、必ず戻るから決して探してくれるな、借りたお金は後で自分の貯金から必ず返す、自分の部屋のものには一切手を触れるなと書いてありました。

手紙には必ず帰ってくると書いてあったので、両親とも非常に心配したものの、毎日待っていたわけです。そうして一週間ほど後、ケロッとした顔をして帰ってきました。しかし、帰ってきても、どこへ行っていたのか全く説明をしようとしません。思いあまった両親は、B君を診察に連れてきたのです。不思議なことに、B君はそのとき黙ってついてきたのです。

親の話によると、B君は幼いころから勉強があまり好きではなく、成績もよくありません。消極的でおとなしく、口数も少なかったそうです。家の職業は靴屋さんですが、靴屋さんを継ぐのはいやだ、一人でネジをつくる仕事をしたいと、以前から言っていたそうです。しかし親は、そういうB君の希望を無視して、彼を大学まで行かせようと考えていたのです。

親としては、自分たちが学歴がないために大変苦労してきたと思い込んでいて、同じような苦労を子どもにはさせたくない。そこで、たとえ本人がいやがろうと学歴だけはつけさせておこうと、懸命に努力してきたのだといいます。

面接の中で、B君はボソボソと低い声で、次のようなことを言いました。自分は勉強もできないし、頭も悪いし、対人関係もへたくそだ、とてもいまの競争社会の中でやっていける自信はない、だから、好きなネジをつくって、一人でひっそりと生きていきたいんだ、一週間家を出たのは、自分一人でどれくらい生きられるものかを試したかったし、それから、ネジをつくる工場などをあちこち見て歩いてきたんだ、と言ったのです。

親のことについては、彼らはあまりにも一方的で、自分の気持を知ろうとさえもしない。だから、彼らを見ると息がつまりそうになる。本当をいうと、親とはもう縁を切りたい。彼らといると自分がだめになってしまうと思う。だから自分の希望としては、これからネジをつくる工場に住み込みで働きに行きたい。そして、やがては自立したいと。

そういう話をした後、B君ははればれとした顔になったのです。さすがの親もこの話をきいて、やっと眼がさめ、本人の希望を入れた計画を考えるに至りました。

自殺を図ったC君

C君がアパートの四階の窓から飛びおりようとして、危うく母親に押さえられたのは、小学校六年生の終わり近くのことでした。C君のお父さんは、東大を出て、将来を期待されている有能な官吏です。お母さんも有名な女子大学を出た方です。C君は一人っ子で、幼いころから素直で、おとなしくて、手のかからない、そして成績は抜群の子で、みんなからうらやまれてきたそうです。

C君の家庭はどこからみても幸福そのもので、はた目には何の問題もないかのようにみえたそうです。C君は大変成績がよいので、小学校三年生のときには、担任から「東大合格疑いなし」と言われたそうです。本人ももちろん将来は東大を受けるつもりで一生懸命勉強していました。しかし、そうやっているうちに、C君には勉強以外何もなくなってしまったのです。友達もいないし、テレビや漫画を見ることもないし、とにかく明けても暮れても勉強ばかり。そして六年の終わりに、自殺を企てたのでした。両親はものすごいショックをうけました。担任の勧めもあってC君は診察にやってきたのです。

C君は、六年生にしてはずいぶん大人びた感じの子で、もうすでに声変わりもしていて、おちついた感じの子でした。そしてC君は、次のように述べました。

自分はいままで、ただ勉強のことしか考えずにきた。しかし、そのきっかけはよくわからないけれども、ある日ふと、果たしてこれでいいのかと考えてしまった。自分は勉強しかしていない。ほかに何もない。そう考えると、もう不安な気持でいっぱいになって、どうしていいんだかわからなくなってしまった。こんなことを親に話して、親はどう思うかと考えると、たまらない気持になって、気がついたときにはもう窓によじ登っていた。

そしてC君がいうには、自分はこのままではだめになると思うので、しばらく勉強はさておいて、じっくり自分のことについて考えてみたいと。将来のことについて考え、そして親のことについても考えてみたい、と言ったのです。

そこで親を呼んで、C君の希望を伝えたのですが、その時点では、もちろんC君は、非常におちついた、しっかりした状態でした。両親はおちついた様子のC君を見て、精神科に通うなんてとんでもないというのです。精神科に来たら、あの子の将来はもう真っ暗だ、自殺しようとしたのは何かの間違いだったんだ、あんなことを本気でするわけがない、そしていまこうやってもうすっかりおちついたいい状態になっているのに、何でそれをつつく必要があるか、精神科の治療には断固反対する、というのです。

そこでC君の希望は断ち切られました。C君は、本当は自分はそうしたいんだけれども、しかし、親の気持を無視することはできないと言って、さびしげに帰っていきました。その後C君がどうなったかわかりません。しかし望むらくは、一回だけでも精神科に来て、そして自分自身について考えてみようとしたという体験が、C君に新しい観点を与えて、りっぱに生きていかれることを願わずにはいられません。

負うた子に教えられて

D子さんは、中学二年の初めまではずっと成績もよくて、スポーツ万能で、クラスの人気者でした。がんばり屋で、いつも張り切っていて、明るく楽しげに振る舞っていました。先生も、非の打ちどころのない、とてもいい子だ、クラスの人たちの手本だと言ってほめていました。

しかし、二年生の五月の連休の後から、だんだんと表情が暗くなり、険しくなってきました。そして中間テストの直前になって、いきなりものすごい状態になってしまい、みんなをびっくりさせることになりました。D子さんは、それまでは病気一つしたことがなく、本当に健康だったのに、教室でいきなり頭痛と、腹痛と、関節痛を訴えて、激しく体をけいれんさせた後、ばったり倒れて意識を失ってしまいました。床に倒れてすぐ大声をあげ、のたうち回って、舌をだらりと口から出して、目をむいて、「手足が麻痺した」と叫んだりしました。その場に失禁して、まるで身体障害者のようにいざったりしたのです。みなびっくりして、その状態にあっけにとられてしまいました。どうしてよいかわからないまま、大騒ぎになってしまいました。しかし、ものの五分もたたぬうちに、D子さんはケロッとして、「いま何があったの」というような顔をしています。

このときは、近くの医院で脳波をとったり、いろいろ調べてもらいましたが、全然どこも悪いところはないとのことでした。しかしD子さんはその後、いろいろな身体症状を訴えては学校へ来なくなってしまったのです。

そのうち家ですごい乱暴がはじまって、家の中はみんなめちゃめちゃにこわされて、お母さんはひどいけがをするというような状態になりました。そうかと思うと、まるで赤ん坊のように泣いて、お母さんにもたれかかって、いつまでも離れようとしません。そんな状況で相談につれてこられました。

そして両親から、いろいろと話を聞くことになりました。父親は高校の途中で、いわゆるグレて、学校をやめてしまいました。そして後は転々と職を変えて、ずっとおちつかないままに今日に至っているということでした。かけごとが大好きで、お金をすぐに使ってしまう。お父さんがそんなふうに定職につかないものですから、お母さんも生活に疲れてふらふらになっていたという次第です。

両親ともにそんなふうですから、一人っ子のD子さんは、幼いころからしっかり者で、むしろ子どもでありながら両親の世話をするというくらいであったそうです。そしてずっと成績もよくて、明るくていい子でやってきたにもかかわらず、父親は全然状態が変わらないままです。そんな状況の中で、D子さんは前述のような状態になってしまったのです。

さて、D子さんがそんな状態になってから、やっとのことで父親は「これではいかん」と思い、はじめて定職につき、一生懸命仕事をするようになったそうです。お母さんもいままでの自分のあり方を深く考え直してみて、「これではいけない。自分自身のあり方を求めなくてはいけない」と言って、きまった仕事について、働きはじめたそうです。

D子さんは、登校しなくなってしまったものですから、仕方がなくて、少し入院しましたが、入院してしばらくの間はたばこを吸ってみたり、性的な卑わいなことをいったり、多少の問題行動を起こしたりしました。しかし、だんだんとおちついてくるにつれて、勉強の遅れを気にするようになり、自分から本を開いて勉強をするようになりました。そして中学生らしい興味や好奇心を素直にみせるようになっていきました。

この場合、入院したのはD子さんであったのですが、ひょっとすると、D子さんが病気になったことによって一番考えることになったのは、親の側だったのではないでしょうか。D子さんが病気になって初めて、この家族は一つのまとまりをやっともつことができるようになったものと考えられます。

勉強することに対して疑問をもった中学三年生

E君は有名な私立中学の三年生です。この子は幼稚園のころからずっと、有名校を最優秀の成績で進んできたすばらしい生徒でした。それが中学三年生になって突然、「もう勉強しない」と宣言したのです。別に身体のぐあいが悪いわけではない、ただひたすら、のんびりした生活をしばらく楽しみたいだけだといって、電子音楽にこりはじめたのです。この人は別に乱暴をするわけでもないし、乱暴な口をきくわけでもありません。ただおちついて、静かに家にいるだけです。しかし、それまでのような猛烈な勉強は全くしなくなったのです。

E君のお父さんはある研究者です。お母さんは開業医です。この家族は東京近県に住んでいましたが、E君だけは私立の中学に通うために、都内の豪華なマンションに一人で暮らしていました。そしてときどきお母さんやお手伝いさんが生活のめんどうを見にくるということになっていました。

学校へ行かなくなったE君は、ただブラブラしているだけではなくて、それまではとても読むことなど思いも及ばなかったような、長い古典の小説を読んだり、あるいは音楽会や、展覧会や、博物館などに通うようになりました。こういったE君の生活態度は、しかし親からみれば、とても正気のさたとは思えないのでした。気が狂ったようにもみえないけれども、しかしただごとではない。クラスの人はみんな、医学部を目指して猛勉強を続けているのに、この子だけは時間をむだに使って、ただ遊びほうけている。とても理解できない状態だというのです。

E君がこういう決心をしたのには、あるきっかけがあったのです。それは、E君には、やはり親が医者であるいとこがいました。このいとこもE君と同じように、幼稚園のころから医学部を目指して、もはや常識となっている特殊な勉強の仕方をずっと続けていたのです。ところがこの人が高校一年生になったとき、急に「一年間休学する」と宣言して、そのまま一人きりで、自転車でアメリカ大陸を旅行してくるといったまま、出かけてしまったのです。もちろん親は猛反対で、説得しようとしたけれども、そのいとこは断固親のいうことを聞きませんでした。

いとこのこの行動は、E君をすごく感動させたのです。彼はりっぱだ。自分はそれほどまでの勇気はないけれども、しかしいま自分は、人間としてなさねばならぬことがあるように思う。E君はこう思ったのでした。

しかし、毎日博物館や映画館へ行ったりしているE君を、親は強引に引きとめて、学校へ行かせようとしました。E君はやむなく、そこで力で親に対応することになったのです。E君はもう中学三年生ですから、とても親の力はおよびません。親は多少殴られたりしましたし、E君は物を破壊したあげく、家出をして行方不明になってしまったのです。

親はびっくりし、八方手をつくして探し歩きました。そしてとうとうある喫茶店でボーイさんのアルバイトをしている本人を見つけたのです。しかし、どうしても本人を説得することができず、その時点で親はもうあきらめて、もうあの子はだめだ、どうせ将来野たれ死にするんだ、もう勝手にせいと言って、しばらくは観察することにしました。

そうなるとE君も少し心配になったのか、別に親から強制されたわけでもなく、自ら通院するようになりました。そして彼はまだ、いろいろな意味での試行錯誤を続けている最中です。

ある暴走族兄弟

現在高校二年生のF君は、二歳年上の兄とともに、いわゆる暴走族です。夜オートバイを走らせることが、みなに迷惑をかけることはよくわかっているけれども、しかし、みなが寝静まった夜の町を、エンジンの音を響かせて、風を切って走るときの、あの快感を思うとたまらないんだといいます。親の怒りや不安など一向に気にならなくなってしまった現在の自分を、いまはむしろ誇らしげに思うことはあっても、罪の意識などまるでないんだといいます。親への義理は、とっくの昔に十分に果たしてあるんだともいいます。つまり、高校二年になるまでは成績もよくて、素直で、おとなしくて、大変よい子でした。

お母さんが相談に見えたのですが、この家は、由緒のあるりっぱな家系なのです。祖父は有名な人、父親も社会的に大変成功しています。しかしF君のお父さんは、どちらかというと神経質で、内気で、身体も弱い。胃潰瘍と高血圧がある。ものすごい忙しさで、ゆっくり休むひまもなく、疲れと不眠をいやすために、毎晩相当量のお酒を飲まないといられないそうです。

一方お母さんは、教養のある人なのですが、主婦としてのみ生きることに少なからぬ不満をもっていたのでした。

F君と、二歳年上のお兄さんは、二人とも非常に優秀な生徒で、勉強をよくするし、礼儀作法も正しいし、よくプリンスと言われたのだそうです。

ところが、あるとき、お父さんに女性関係のあることがわかって、この家庭は危機に陥ったのです。以来、二人の息子は急に変貌して、それまでとは打って変わった態度を示すようになってしまったのです。親や親戚の嘆きは大変なもので、やがてそれは、激しい怒りとなって二人に集中しはじめたのですが、しかし二人は、その怒りをむしろ歓迎するかのような態度を示しました。それをみて親は、二人ともおかしくなったのではないかと思って、精神科に相談に来たという次第でした。

この二人の息子たちの行動は、深いところでは一体何を意味していたのでしょうか。この両親ともが心ひそかに隠しもっていた一種の解放感への希求（強い希望）の、直接的な発露であったのかもしれません。親たちは、解放感を求めながらも、それを実行に移すことができない状況に置かれています。そこで息子たちが親に代行して、その作業に直接、従事していたものと考えられます。両親は、大変困ったとは言いながらも、心の奥底では、ある種の満足を感じていたのではないかと思われるのです。

母親にべったりな息子

G君はもう十七歳ですが、一人では外出できない。母親がそばにいて、ときどき身体に触れてくれないことには、不安でいられなくなってしまう。自分が突然コロッと死んでしまうのではないかという強烈な不安がある。そんなとき、もしお母さんがそばにいてくれなかったら大変不幸なことなので、それでお母さんには常にそばにいてほしいと思っています。

そばといっても、五メートル以上離れると、もう不安で心臓がドキドキして、呼吸が苦しくなるのだと言うのです。お母さんが自分の視野の中にいるだけではだめで、五メートル以内に、ちょっと手を伸ばせば届く距離のところにいてくれないとだめなので、当然G君は学校へ行くことも、友達もできません。

そして、コロッと死んでしまうのではないかという強烈な不安に襲われるので、年中病院めぐりをしているわけです。しかし、どこの病院へ行っても、どんな検査をしても、すべて正常だと言われる。それにもかかわらず、母親自身も、G君が急に死んでしまうのではないかという不安に襲われて、息子から離れることができない。そんなふうで、母と息子は年中一緒にいないと安心できない。それじゃ仲がいいのかというと、とんでもない。二人は年中いさかいをしている。いさかいをしながら、しかし離れることができないのです。

G君のお父さんは銀行の支店長ですが、仕事一本で家に帰ってきません。近くの病院は、年中この親子に駆け込まれるので、悲鳴をあげてしまったというわけです。しかしG君も、昔からこのようであったわけでは決してありません。中学を卒業するまでは、非常に素直で、おとなしくて、成績のよい、とてもよい子だったのです。どうしてG君がこのようになったか、そのきっかけははっきりしないのですが、いまのような状態になってしまったのです。

G君が子どものころのことを考えてみると、両親は夫婦仲が悪く、しょっちゅう夫婦げんかをしていたということです。離婚の話が何度も出て、しかし子どもがいるというので離婚にはならなかったのですが、家の中は本当におちつかない状態であったということです。

そういう中でG君は、赤ちゃんのころからすぐ身体のぐあいが悪くなった、あるいは逆にいって、G君からみれば、身体のぐあいが悪くないと母親がめんどうを見てくれない、身体のぐあいが悪いときだけは、少なくとも母親はそばについていてくれる、そういうことが幼いときからずっとくり返されていたのです。自分が健康であれば親は離れてしまう。そういうパターンが幼いころからずっとあったのです。

しかし中学までは、あまりひどい状態にならずにはすんでいたのですが、高等学校に入って、同級生たちがみな受験態勢に入っていく姿を見ているうちに、強烈な不安におそわれることになっていったのでしょう。

どんな現象にもそれなりの歴史があり、必然性があるというわけです。

妄想にとりつかれたH君

H君は有名な国立大学附属中学の三年生です。クラスはえり抜きの優等生ばかり。大体の人は、医学部を目指して勉強しています。H君も猛烈な勉強をしてきましたが、最近まで、自分のそういう生き方に対して、あまり疑問には思っていなかったそうです。しかし、たまたま夏休み中に、ほかの公立学校の生徒たちと接する機会があった時に彼らを観察していて、自分のクラスの人たちとの相違の大きさにショックを受けたというのです。

公立学校の生徒たちは、明るくて、自然で、楽しそうである。しかし、自分のクラスの人たちは、表と裏とを使い分けて、お互いにだまし合いをし、足を引っぱり合って、心の中では相手をばかにすると同時に、ひどい競争心を燃やしている。そのあまりの大きな違いに、H君はひどいショックを受けたというのです。

そしてそのあげく彼は、自分はもはやそういう汚ない世界にはついていけないと感じ、中学を終えたら、親が望む学校ではなくて、自分が望んでいるある高等学校に行って、いままでとは違った生き方をしようと考えたのです。そうなれば、いままでのような猛烈な勉強の必要がなくなるわけです。そのことを親に伝えたのですが、親は承知しそうもなく、何をばかなことを言ってるかと、相手にしてくれません。

それはそれとして、しかしその後、思いがけぬことが自分に起こりはじめたのです。それで、H君は親に相談せずに、自分で外来にやってきたのです。彼は夜、自分の勉強部屋にいて、実にばかげた妄想にとりつかれるようになったというのです。その妄想というのは、勉強部屋のドアがいきなりパーッと開いて、ものすごい怪物がとび込んでくるのではないかとか、急に天井がバサッと落ちてくるのではないかとか、あるいは床がストーンと抜け落ちて、とんでもないことが起こるのではないかと思ったりする。あるいは何だか手がベタベタして、しょっちゅう洗っていないと気持が悪くていられないというように思ったり、そのほか奇妙な考えがつぎつぎと浮かんできて、そのために勉強が手につかなくなってしまったというのです。

そういった妄想（彼は自分でそれを妄想と呼ぶわけですが）は、ばかげている、そんなことは起こるわけがないと、自分ではっきりわかってはいるんだけれども、それでもそういう恐ろしい気持がつぎからつぎへと起こってきてどうしようもない。それで困ってしまって、自分で相談にきたわけです。まさか自分が気が狂うとは思わないけれども、しかし苦しいのは苦しい、どうにかしてもとの平静な気分に戻りたいと訴えてやってきたのでした。

しかし中学三年生ですから、親の承諾なしに継続した治療をすることはできません。親に一度来てもらってください、ということになりました。そして、親がやってきました。親はこの話を聞かされてびっくり仰天し、すっかりとり乱してしまいました。自分たちの教育熱心さがこの子をこんな状態にまで追いつめたんだろうと言って、涙を流します。

H君の話では、彼のクラスの大半の人たちは、目に覆いをかけられた馬車馬のようなものだといいます。御者の命令に従ってわき目もふらず、ただ一つの目標に向かって走らされている。H君は幸か不幸か、その覆いの間からちょっとわき見をしてしまった。そしてほかに魅力のあるものをちょっと見てしまった。見てしまったのだけれども、現状では依然として馬車の列につながれたままなので、動きがとれない。そこでそういう妄想が発生してきたものと考えられるのです。

H君の親たちは幸いにして、自分たちに問題があったということを認めて、H君の希望どおりにしましょうということになりました。そうするとH君は、だんだんとおちついていったのでした。

二十四歳の幼児

I君はもう二十四歳になる大柄の男です。しかしきわめて依存的で、何一つ自ら決断することができません。この十年来――というから中学二年生ぐらいから、ありとあらゆる身体的な症状を訴えて、自ら自分は仮面うつ病だと診断しています。そして彼は、女性を見るとベタベタとくっついて、鼻を鳴らして、とりついてさめざめと泣くのです。

I君のお父さんは東大を出て、ある役所に入り、いまは大変責任のある職についています。大変眼光が鋭く、見るからに厳しそうな人です。お母さんは仕事をもっている人で、ちょっと男っぽい感じのする人です。表情に乏しく、無口で、あまりやさしさや女性らしさが感じられない人です。

一人っ子のI君は、幼いころからこの両親によって厳しく育てられたといいます。甘えることは一切許されず、生活の規律は自ら厳しくするということを要求されてきたといいます。小学校を終わるまでは、彼も、非の打ちどころのないりっぱな子で、まるで小さな大人のようだと人びとから言われたそうです。小学校では周りのものから頼られて、先生たちも、Ｉ君こそは学校が誇りとする生徒だといって、ほめそやしたそうです。

ところが、中学に進んでから、Ｉ君はどんどん元気がなくなり、浮かぬ顔をして、やがていろいろな身体的な症状を訴えるようになってきたそうです。ことに、息切れとか動悸が激しくて、いまにも死ぬのではないかという不安に襲われて、何も手につかないのだといいます。また、Ｉ君は、お父さんの顔を見ると、それだけで想像を絶する恐怖感に襲われて、それこそ息がとまりそうになるのだといいます。また一方、お母さんにも何かしら近づきがたいものを感じて、安心感がありません。

しかし、お母さん以外の女性を見ると、それがだれであれ、その人の胸の中に深々と抱かれていたいという衝動に駆られて、せつなくなって、いても立ってもいられなくなってしまうのだといいます。そして、そんな自分が情けなく思えたり、また哀れにも思えて、常に自殺を考えてしまうのだといいます。実際、いままでに数回自殺を企ててはいるのですが、もちろん、成功しないようなやり方なのです。

Ｉ君は高校に入ったのですが、一年生を二回くり返したあげく、ついに退学してしまいました。彼はあちこちの病院で、長い間外来治療を受けていたのですが、どうもすっきりしなくて、ついに入院治療を勧められるに至ったのでした。

入院後は、彼はまるで赤ん坊のようになってしまって、女性との皮膚の接触を求めて、ただ泣いてばかりいます。大きな身体をして、なりふりかまわず泣き続けるのです。彼は、幼いときから求めて求められなかった限りないやさしさというものを、いまも追い続けているのでしょうし、一方、とてもこわいお父さんのイメージというものが自分の中に巣食ってしまって、それによって、いまもさいなまれ続けているのでしょう。

第十三章　精神科の治療

精神科で行われる治療は、一般科におけるそれとはかなり趣きを異にしているのではないかと想像されます。その理由はさまざまでしょうが、ひとつには、精神科でいうところの病気という概念は、一般科におけるそれとは違っているということと関係があるでしょう。内科や外科などの一般科では、ある一定の器質的・病理的変化を基礎において、それとの因果関係を明確にして病気というものが成立することになっています。ですから病気というためには、それに見合う一定の変化が身体に見つけ出されることが必要です。治療というのは、その場合、身体にみられる一定の変化に対して特定の手当を加えることを意味します。図式的に考えれば、一定の変化をとりあげるのであって、その変化をもっている主体である人が対象ではないといえます。もちろん、実際にはそう簡単なことではありませんが、基本的にいえば、まずそのようなところです。

治療の対象としてとりあげられる事柄は具体的・実証的で、客観性をもっているものですから、治療の場にさまざまの機器を導入することが可能です。コンピューターであるとか、超音波とか、レーザー光線とか、その他、現代の人類の叡智の粋を集めた道具を用いたりすることも可能です。治療には必ずしも人間が当たらなくて、ある種の機械をもってすることさえ不可能ではありません。そういった傾向はどんどん進んでいるといってもよいでしょう。

病気とは何か

精神科ではしかし、事情が大幅に異なります。まず精神科でいう病気というのは、生物学的な意味では、実証的ではないといってよいでしょう。絶対的なものではないのです。病気といわれる状態と直接の因果関係をもつような病変を実証することはふつうありません。客観的で具体的な証拠を直接、観察するわけにはいかないのです。

ではどうして病気といえるのでしょうか。それよりも病気というような言葉をつかってもよいものなのでしょうか。これはなかなかむずかしい問題です。いろいろな考え方が可能なのです。ということは、精神科における治療もまた絶対的なものではないということになります。一般科における治療と異なるというのはこの点なのです。

精神科における病気についてもう少し考えてみましょう。「あの人はおかしい、あの人は狂っている」という時、私たちは何を基準にしているのでしょうか。誰の眼からみてもおかしい、というようないい方をするわけですから、暗黙のうちにある平均的なものを頭において判断しているのでしょう。早くいってしまえば、それは「常識」というようなものでしょう。常識的にみておかしい、狂っているというくらいのところでしょう。常識で判断するというのでは、全く科学的ではないではないか、必ずしも客観的とはいえないではないか、ということになるのかもしれません。しかし現実にはそうなのです。心もとない、あやふやなものだといっても、実際そうなのです。人と人との接触の中で、あるいは話し合っている中で、主観的に感じられるもの、考えられるものを基盤にして、一定の判断を下すのです。そうなってきますと、その人の身体のどこか一部に何か変化があるといったような事柄ではなく、その人全体、個人として、あるいは人間としてどうなのかという判断を下していることになります。便宜上、病気という言葉を使ったとしても、病気を対象とするのではなく、その病気といわれる状態に陥っているその人自身を対象としているのです。

ふつう、精神科でいう病気といわれる状態は、その人の行動を通して観察されます。行動ですから、一般科において生物学的な変化を目標にして診断するのとはずいぶん違ってきます。人がなぜある一定の行動をとるのか、なぜ特定の形をもった行動なのか、なぜ今の時点でそういう行動がみられることになったのか、などといった事柄が目標になるのです。

ここで問題になってくるのは、そのような行動がなぜ病気だなどといえるのかです。ふつうは、患者自身が、私は精神病ですから治療して下さい、といって医者をおとずれるのではありません。むしろ、まわりの人びとが心配したり困惑したりして相談にやってきます。もちろん自ら治療を求めてこられる方もありますが、むしろ少ないでしょう。初めに相談に来られる人びとは、いわゆる素人です。しかし素人の人でも、この人はどこかおかしい、普通ではないと感じるからこそ相談にみえるのです。極端な状況になれば、誰でもがこの人はおかしいな、という判断を下すでしょうが、そこまでいかなくても、その人とずっとつき合ってきた人びとの眼からすると、比較的早い時期にでも、なんだかおかしいぞという感覚をもつものでしょう。

そこで、相談をうけたいわゆる専門家は、どのようにして病気かどうかという判断を下すことになるのか、そこが問題です。

大体において人は誰でも社会生活を営んでいます。孤立無縁といっても、生まれた時からずっと全くの一人きりではないでしょう。ですから人は誰でも一定の社会的な背景をもっています。社会的背景というのは大変広い意味でのそれです。人は一定の社会的・文化的状況のもとに生まれます。しかもそれを自由意志で選んで生まれてくるなんてことはありえないのです。いつの時代に生まれ、どこの国に生まれ、誰を両親として生まれ、どんな時に生まれるのか、全く一方的なのです。生まれてからも、生まれた土地、家などに存在している習慣や伝統の影響を受けながら成長してゆきます。生物学的にうけついだものもあるにはあっても、それがどれくらい認められ、どれくらい受け入れられ、そしてどれくらい支えられてゆくものか、その御本人の意志通りには必ずしもいかないでしょう。全くの自然人として、手を加えられることなく成長してゆくことはまず考えられません。

それでも、しかし、人はやはり個性というものをもっていますから、その後成長をつづけてゆく間に、その人固有の歴史をつくってゆくことになります。周りのいろいろな人びととのやりとりを複雑につづけてゆく中で、やがてその人固有の対人関係のパターンや、考え方の基本が出来あがってゆくでしょう。つまりその人の性格がだんだんと出来あがってゆくわけです。人の成長は終生つづくものですから、さまざまの変化はその後も間断なく展開されてゆくのですが、そんな中で、人は新しい傾向を身につけたり、自分の資質を発見したりして、ある一定の特性を確固としたものにすべく、努力を重ねてゆくことになります。

精神科でいわゆる病気というものを考える時には、これらすべての事柄を問題にします。人の現在の姿には、それなりの歴史があり、流れがあり、そして必然性があるものと考えるのです。人の行動すべてには、背景があり、経過があり、きっかけがあり、そして一定の目的があるものと考えるのです。ちょっと見た目には、ちゃらんぽらんで気まぐれで、無目的的に映っても、本当はというか、本人の心からすれば、筋が通っているはずなのです。本人にしてみれば説明が可能なのです。本気の説明かどうか、正直な説明かどうかは別としても、深いところでは分かっているはずなのです。他人の眼には奇異に映り、時には狂っている行動として受け取られるものでも、そのようなわけで、御本人の立場からすれば一定の筋道が通っており、目的性をもったものであるはずなのです。このことを理解しようとするのが、すなわち精神科でいう診断なのです。どの点がどのように奇異であるかということを認識することは大切ではありますが、それは診断の一部にしかすぎません。なぜそのような事態が起こらねばならないのか、なぜ今の時点でそうなったのか、そしてこれからどうなりそうなのか、それらをも含めた理解が必要です。そうでなければ治療には結びつかないのです。治療についてはもう少しあとで述べますが、こういった意味での診断という作業に関与する人は、患者さんと同様に、自分自身についての深い洞察をもっていなければなりません。治療というものは、患者さんと治療者との間に起こってくる複雑なやりとりの中にこそ展開されてくるからです。診断と治療は、分かれ目なく連続して展開されてゆくもので、いうなれば一つの組織をなしているのです。

話がとんでしまったので、もとにもどしましょう。奇異な行動をなぜ病気とよぶのかということでした。先にも述べましたが、行動を起こす側にはそれなりの理由があるのですが、しかし、周りの人びとには、そういう特定の事柄についての十分な理解がないのが普通です。人はふだん、自分の深い内面をそんなに他人の前にはさらけ出さないのですから、それはあたりまえのことです。自分の家族に対してさえ、あるいは家族だからなおのこと、内面を出さないという場合さえあるでしょう。そうなりますと、何か事が起こった時、当人にとってはそれなりの歴史があり、経過があり、きっかけがあるといっても、周りの人にとっては、大体は唐突で理解を超えた現象として映るのです。理解を超えたものだから、それはもう病気だということに周りがきめるのです。だからといって、周囲の人びとを責めることもできません。その人びとも、みんなそれぞれ大変な生活を送っているのですから、迷惑をかけられたくはありません。

このように、精神科の病気のきめ方はあいまいです。絶対的な基準があっての話というより、むしろ周りとのかねあいで、あの人は病気だといわれる場合が多いのは事実です。ここに精神科の病気のむずかしさがあります。むずかしさというのは医学的にも、実際的・社会的にもそうです。あいまいさがあり、ご都合主義的なところもあるからです。本人の苦しみ、悲しみ、ということよりも、周りの人びとの気持や都合が先に考えられたりすることもあるからです。

いずれにしろ、いろいろな状況が重なり合い、ついに患者さんは奇異な行動を示すことになる。ご本人は苦しみ、ゆきづまっているし、周りの人びとも不都合に思う。そういう全体的な状況をさして病気といっているわけですが、実際には奇異な行動を示している個人をとりあげて、便宜上、病気の人と呼ぶことにするわけです。奇異な行動を示すという現実があるのですから、この人を病気と呼ぶことになってしまうのです。

治療のあり方

治療方法について、具体的に述べるのはここでの目的ではありません。むしろ、治療をめぐる考え方やあり方について少し考えてみましょう。

どういう状況を指して病気というのかについて述べました。治療というのは、そのことからして、ただ単に一個人を対象とするわけにはゆきません。状況全体を考慮に入れなければなりません。これが治療の原則の一つです。もっともこの状況というのは、考えようによっては、際限なく拡がってゆく可能性がありますし、したがって今、急にはどうしようもないものもあります。ですから現実的にみて、どこまで手をそめるのかという判断が必要になります。やれそうにないところまで手をのばそうとしても無理です。たとえば、社会のあり方そのものに問題があるのだという指摘があります。政治がわるい、社会制度がわるい、法律がまちがっている、などの指摘です。それはそうかもしれません。まちがった指摘だとはいいきれないのかもしれません。しかし、そのようなことをいっても、今、実際に当面の問題をどうするかということがあるでしょう。全体的な視野の中で、現実問題ととりくむしかありません。社会がわるいのだということによって、責任のがれをしようとしているのかもしれません。たとえ社会がわるいとしても、ではその中で何を、どこまでやれるのか、やるべきなのかということが問われてもいいはずでしょう。そこには治療者自身の主体性が問われているのです。

全体的な状況の中には家族の問題も含まれます。家族という一種の有機体の中で、一個人がどんな役割をになってきたのか。どんな役割をになうべく期待されているとその人は理解してきたのか。そういう事柄について相互にどんな理解があったのか。そして現実にはどんな事柄が起こっていたのか。これからの問題として、どんな可能性が考えられるのか。現実的にはどこまで何が可能なのか。そういった観点が要求されるでしょう。

職業をめぐるさまざまな状況、学校教育をめぐるいろいろな条件や要素などが問題になるのは毎度のことです。これらは全体的な状況といっても、かなり個人色の濃い問題といえるでしょう。その中にはどうにもならないものもあるでしょうが、それはそれなりにまた対応しなければなりません。工夫の限りをつくすべき部分もまたあるに違いありません。

治療を考える時、その基本的な問題点をわりあいはっきりとつかむことができたとしても、そう急にはどうにもならない状況が厳然とひかえているということはよくあります。だからこそ問題が発生したのだといえなくもありません。そこで、問題の輪郭ははっきりしたものの、手の出しようがない、しかし、とりあえずなんとかしなければならない、という状況が起こります。考えてみますと、医療というものは、常に「とりあえず」の性格をもっているものと思われます。今、すぐ、とりあえず、これこれしかじかのことをやっておいて、時宜を得て、もっと根本的な手当てをしましょうというわけです。このような臨機応変で、適切な工夫が常に要求されるのです。そのためには、しかし、全体的な状況がよほどしっかり把握されていなければなりません。全体の把握と「とりあえず」とは、表裏をなしているというべきでしょう。

この「とりあえず」は治療のもう一つの原則ですが、現実に治療として行われているものの大部分は、これにあたるといっても過言ではありません。とりあえず入院するわけですし、とりあえず注射をしたり服薬したりするのです。入院でも注射でも薬でも、やむなく窮余の一策として行うものであって、それはその後につづく本来的な治療への入り口なのです。そこからとりあえず始めるのです。これはきわめて大切な点です。とりあえずがとりあえずだけで終わって、あと尻切れとんぼになるのでは困るのです。それでは再発がくり返されるだけだからです。とりあえずの急場をしのいだあと、基本的・根本的な事柄に十分に眼を注いで、必要な考察・工夫・手当てを実行に移さねばならないのです。しかし、この作業は実際にはなかなか大変で、かつ苦痛に満ちているので、人はつい手をつかねてしまうのです。それが人生の常といえばそうなのですが、どのみち、人生は苦しいものですから、よろしく覚悟するしかないのです。

それでは、これからどうするのか、基本的な問題にどうやってとりくんでゆくのか、それにはどんな方法があり得るのか、ということになってきます。これが治療のもう一つの原則というわけですが、これにはいろいろな流派があって、一様ではありません。それに試行錯誤がからまって、まあ一種の混乱状態にあるといってもよいのです。なぜ、このような混乱状態が存在するのかについては、いくつかの理由があります。まず、精神科臨床にたずさわる人びとは、とりあえずどうするかということに、あまりにも忙しく関わっていて、もう余分なエネルギーをもち合わせないのです。今日、どうするかということにふりまわされて、もうクタクタになっているのです。ゆっくりしたくても、できないのが現状です。考えるにはゆっくりした時間が必要ですが、それがなくていつも疲れているのです。それでいい知恵も浮かばないというわけです。問題が膨大すぎるということもあるでしょう。

また、この問題は精神科固有のものではないということも、混乱の一つの原因となっていると思われます。そもそも精神科の問題には社会文化的な要素、政治経済的な要素、宗教的・哲学的な要素など、数多くの要素や条件が関与しているものですから、その解決にあたっても当然それらの要素とのからみで問題になってくることが多々あります。ですから、精神科だけの努力では手が及ばないのです。みんなで手をとり合い、知恵を出し合って工夫していかねばならない問題なのです。頭ではそれが分かっていても、現実には幅広い協力体制をつくるのはむずかしいのです。それが混乱を生む一つの条件になっていると考えられます。幅広い協力体制などは、結局は絵に画いたもちで、精神科の治療は本質的には「とりあえず」のものでしかありえないという考え方もあります。確かにその方が現実的な考え方でしょう。

それからもう一つ、混乱がつづく原因として、精神科の治療が本質的にもっている性質とのからみがあります。治療を一つの大系として組織だてたいと願う気持はそれなりによく分かります。組織だてることができればそれだけより科学的になり、系統的なものにすることができるからです。そうすれば精神科の治療はもっと分かりやすいものになり、より簡単なものになり、予測をたてやすいものにもなるでしょう。しかし、精神科の治療はあくまでも個の存在を追求するものです。集合の中の個、集団の中の個ではあっても、やはり個は個です。個というのは、それ以上にはもう分けられない単位です。個々まちまちという場合の個なのです。

したがって、個の追求をめざす精神科の治療は、全体の治療、組織だった治療とは本質的には方向が反対なのです。本質的にはそうではあっても、やがてどこかで共通点が見出せて、なんらかの組織・系統ができてもよいのではないかという希望をもつ人もいます。そうかもしれません。それはよく分かりません。そのようになった方がいいのか、よくないのか、それもはっきりとは分かりません。哲学者の御意見を拝聴したいところです。それは基本的に人の生き方に関係してくる問題と考えられるからです。

そのようなわけで、精神科治療の原則として、問題を全体的に眺めた上で治療を考えること、とりあえずどうするかを考えること、そして個の問題をどうするのか、といった事柄が考えられます。これらは原則であって、そこから出発して、細かい事柄に入っていくのですが、その先は具体的で専門的なものになります。治療について、最後に考えておきたい事柄があります。精神科の治療は、部分部分を考えるのではなく、人そのものを対象とするものだということを述べました。さて、このことは何を意味するのでしょうか。

治療者—患者関係というものを考えてみます。精神科の治療では、一般科では可能かもしれないような、コンピューターやその他の機械による治療は、今のところ、考えられません。治療者は人間として患者さんに接します。つまり人間同士のやりとりになるのです。お互いにさまざまな背景や特有の条件を背負い、お互いに人間くささをもったままで、いうなればぶつかり合うのです。そこには一見すると治療とは関係がないようなもの、時には反治療的にさえみえるものまでが関与してくる可能性があります。不合理で不都合でわけの分からないものも混入してくる場合もあります。治療者—患者関係といっても、結局は人間的なやりとりをその基盤にもっている以上、当然といえば当然です。このことは避けられないものです。ですから、お互いにこのことはあらかじめ承知しておいた方がよいでしょう。不合理さ、不都合さを無理にとり除こうとすると、その人間関係は不自然で人工的なものになってしまいます。ややこしい、不合理なことを体験するのも治療的な人間関係にはむしろ必要なことなのです。そもそも人は生まれてから、傷つかずに成長することはないし、日々の生活を平穏無事に過ごすようにはできていません。終生継続してゆくはずの成長の過程も、平坦な道ではないはずです。治療についても同じです。紆余曲折をへて、傷つきながら進んでゆくという面は必ずあるものです。どの科におけるどんな治療でも、苦痛をまるで伴わないものはありません。

大切なことは希望を失わないことです。人生そのものがそうであるように、治療でもどこまでいっても希望をもちつづけることが大切です。そのためには助け合うこと、お互いに与え合うことが大切です。言葉は簡単ですが、実際には大変なことでしょう。しかし結局のところ、希望を失わないことが最後に残る大切なことだと信じられるのです。

著者略歴
小倉　清（おぐら・きよし）
1932 年生まれ。1958 年、慶応義塾大学医学部卒。1959 年～ 1967 年、米国エール大学、メニンガークリニック留学。1967 年より関東中央病院精神科勤務。1996 年よりクリニックおぐら。
主な著書
『小倉清著作集１～３、別巻１』（岩崎学術出版社）、『子どものこころ』（慶應義塾大学出版会），『子どものこころを見つめて』（共著、遠見書房）、『こころの本質を見つめて』（共著、遠見書房）、『治療者としてのあり方をめぐって』（共著、遠見書房）

本書は，1984 年，彩古書房刊行の『こころのせかい「私」はだれ？』を底本に大幅な改変をしたものです。

子どものこころの世界（せかい）
あなたのための児童精神科医の臨床ノート

2019 年 8 月 1 日　第 1 刷
2022 年 9 月 9 日　第 2 刷

著　者　小倉（おぐら）　清（きよし）
発行人　山内俊介
発行所　遠見書房

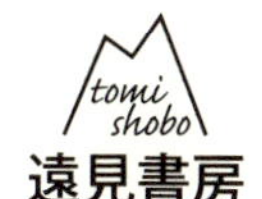

〒 181-0001 東京都三鷹市井の頭 2-28-16
TEL 0422-26-6711　FAX 050-3488-3894
tomi@tomishobo.com　https://tomishobo.com
遠見書房の書店　https://tomishobo.stores.jp/

印刷・製本　太平印刷社

ISBN978-4-86616-091-7　C0011
©Ogura Kiyoshi 2019
Printed in Japan

※心と社会の学術出版　遠見書房の本※

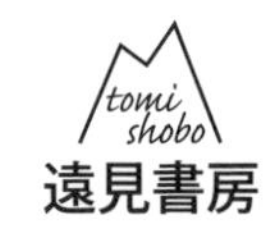

遠見書房

子どものこころを見つめて
臨床の真髄を語る
対談 小倉清・村田豊久（聞き手 小林隆児）
「発達障碍」診断の濫用はこころを置き去りにし，脳は見てもこころは見ない臨床家が産み出されている——そんな現実のなかで語られる子どものこころの臨床の真髄。2,200 円，四六並

こころの原点を見つめて
めぐりめぐる乳幼児の記憶と精神療法
小倉　清・小林隆児著
治療の鍵は乳幼児期の記憶——本書は卓越した児童精神科医 2 人による論文・対談を収録。子どもから成人まで多くの事例をもとに，こころが形作られる原点をめぐる治療論考。2,090 円，四六並

甘えとアタッチメント：理論と臨床実践
小林隆児・遠藤利彦編
「甘え」理論とアタッチメント理論は，21 世紀の今も，支持されている強力な理論。その射程するものはなにか。現在においてその応用はいかに進んでいるのか。さまざまな角度から，母子関係や母子臨床を考える 1 冊。3,740 円，四六並

治療者としてのあり方をめぐって
土居健郎が語る心の臨床家像
土居健郎・小倉　清著
土居健郎と，その弟子であり児童精神医学の大家 小倉による魅力に満ちた対談集。精神医学が生きる道はどこなのか？〈遠見こころライブラリー〉のために復刊。2,200 円，四六並

学生相談カウンセラーと考える
キャンパスの危機管理
効果的な学内研修のために
全国学生相談研究会議編（杉原保史ほか）
本書は，学生相談カウンセラーたちがトラブルの予防策や緊急支援での対応策を解説。学内研修に使える 13 本のプレゼンデータ付き。3,080 円，A5 並

学校で使えるアセスメント入門
スクールカウンセリング・特別支援に活かす臨床・支援のヒント
（聖学院大学教授）伊藤亜矢子編
ブックレット：子どもの心と学校臨床（5）児童生徒本人から学級，学校，家族，地域までさまざまな次元と方法で理解ができるアセスメントの知見と技術が満載の 1 冊。1,760 円，A5 並

がんと嘘と秘密
ゲノム医療時代のケア
小森康永・岸本寛史著
本書は，がん医療に深く携わってきた二人の医師による，嘘と秘密を切り口にテキストと臨床を往還しながら，客観性を重視する医科学的なアプローチを補うスリリングな試み。2,420 円，四六並

ひきこもりと関わる
日常と非日常のあいだの心理支援
（跡見学園女子大学准教授）板東充彦著
本書は，居場所支援などの実践を通して模索してきた，臨床心理学視点からのひきこもり支援論です。コミュニティで共に生きる仲間としてできることは何かを追求した一冊です。2,530 円，四六並

「新型うつ」とは何だったのか
新しい抑うつへの心理学アプローチ
（日本大学教授）坂本真士 編著
新型うつは怠惰なのか病いなのか？　この本は，新型うつを臨床心理学と社会心理学を軸に研究をしたチームによる，その原因と治療法，リソースなどを紐解いた 1 冊。2,200 円，四六並

N:ナラティヴとケア
ナラティヴがキーワードの臨床・支援者向け雑誌。第 13 号：質的研究のリアル—ナラティヴの境界を探る（木下康仁編）年 1 刊行，1,980 円

価格は税込みです